W0229311

GU Kompass

forever young

Das Fitness-ABC

*Jugendlichkeit, Fitness
und Erfolg von A – Z*

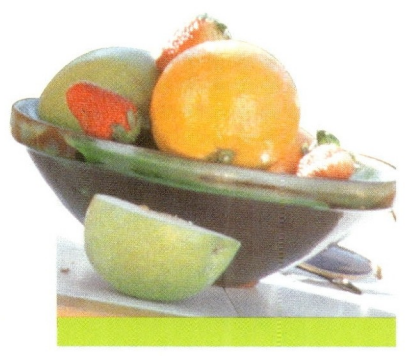

EIN WORT ZUVOR

DIE FOREVER-YOUNG-REIHE *mit Erfolgsprogramm, Muskelbuch, Leichtlaufprogramm, Ernährungsprogramm, Glückskochbuch … ist wunderschön, und dafür bin ich dem Verlag unendlich dankbar. Aber sie ist halt ein klein wenig unpraktisch. Man kann sie nicht in den Bauchbeutel packen, wenn man zum Laufen geht. Um dann schnell mal einen Blick auf die Dehnübungen zu werfen. Sie passt auch schlecht in die Handtasche, um beim Apotheker die → Vitalstoff-Empfehlungen hervorzuziehen, oder beim Arzt die → Frohwerte. Sie ist nicht besonders gut geeignet, um unter dem Schreibtisch, während der Chef noch brüllt, blitzartig den → Formel-1-Reflex für entspannten Körper und Geist nachzuschlagen.*

DARUM TRÄUMTE ICH *von etwas Kleinem, Praktischen für unterwegs. Ich → visualisierte ein bisschen – und so entstand dieser kleine GU Kompass. Mit dem Forever-young-ABC. In dem finden Sie ohne langes Suchen die 215 wichtigsten Tipps, die helfen so fit zu bleiben, dass Sie sich noch mit 90 (oder sogar 120) Jahren die Laufschuhe selbst zubinden können – und dabei jeden Tag fröhlich und glücklich genießen.*

SIE FINDEN AUSSERDEM VIELE TESTS, *die Sie einfach zwischendurch durchführen können, wenn Sie gerade mal ein bisschen Zeit haben. Und so ganz schnell feststellen, wo der Zahn der Zeit etwas zu heftig an Ihnen nagt – und natürlich zu erfahren, was Sie tun können, um schnell wertvolle Jugendjahre zurückzugewinnen.*

VIEL SPASS *und noch mehr Lebensfreude wünscht Ihnen*

Ihr Dr. U. Struns

INHALT

A wie Adler und Ameise

ACTH – das Kreativitätshormon, mit dem Sie beim Morgenlauf Ideen sammeln und gleich den ganzen Tag planen können. ACTH entspannt den Körper und sorgt für kristallklaren und wachen Geist. Sie erzeugen es, wenn Sie vom langsamen gemütlichen Laufen in den zweiten Gang, den ACTH-Gang schalten – also etwas schneller laufen als langsam (mit 70 bis 80 Prozent des → Maximalpulses).

A wie Achtung!

Bevor Sie die Fitness-Tests in diesem Büchlein ausführen, beantworten Sie bitte erst einmal die folgenden Fragen:

	ja	nein
1. Leiden Sie an einem Herzfehler oder einer Herzerkrankung?	❑	❑
2. Haben Sie Gelenkbeschwerden, sind Ihre Gelenke geschwollen oder entzündet?	❑	❑
3. Spüren Sie beim schnellen Gehen ein Engegefühl, ein Brennen oder einen Druck in der Brust?	❑	❑
4. Fühlen Sie sich schwach oder schwindelig, wenn Sie schnell gehen?	❑	❑
5. Fühlen Sie sich sehr müde?	❑	❑
6. Haben Sie zurzeit Fieber?	❑	❑

Wenn Sie auch nur eine der Fragen mit Ja beantwortet haben, sollten Sie die Fitness-Tests nicht durchführen. Sprechen Sie dann zuerst mit Ihrem Arzt.

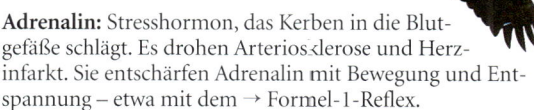

Adler heben jeden Tag ihres Lebens ab, fliegen, haben den Überblick, nähern sich allen Problemen von oben – und gewinnen. Adler setzen nicht die Kraft ihrer Flügel ein, sondern nutzen die Kraft des Windes. Der Weg von der → Ameise zum Adler ist einfach: Laufen Sie los.

A

Adrenalin: Stresshormon, das Kerben in die Blutgefäße schlägt. Es drohen Arteriosklerose und Herzinfarkt. Sie entschärfen Adrenalin mit Bewegung und Entspannung – etwa mit dem → Formel-1-Reflex.

Aeorob: Sie laufen im Sauerstoffüberschuss, ultralight, ohne Anstrengung. Und Ihre Muskeln haben genug Sauerstoff, um Fett zu verbrennen.

Alter ist Wissen, Weisheit, Lebensfreude, Besinnung, Genuss. Eben nicht körperlicher und geistiger Verfall. Diesen kann man nicht nur aufhalten, sondern sogar umdrehen. Auch mit 80 noch. Denn der Mensch hat zwei Alter. Ein biologisches Alter und eines, das im Pass steht. Rein biologisch kann man 120 Jahre alt werden. Sich wie 40 fühlen, wenn man laut Pass 80 ist. Wie? Indem man sich um sein Forever-young-Organ, den → Muskel kümmert. Er schenkt Jugend, Powerhormone, rüstet das Immunsystem auf, macht fröhlich. Und so stark, dass man sich selbst mit 120 noch allein die Schnürsenkel zubinden kann.

Ameisen glauben, im Leben alles selbst tun zu müssen. Strampeln sich ab, beißen die Zähre zusammen, machen Überstunden. Wenn Ameisen mal sehr erfolgreich sind, werden sie zu Flugameisen, heben ab, ein paar Tage ihres Lebens – um dann wieder abzustürzen, auf dem Boden zu krabbeln und von der siegreichen Zeit zu träumen. Ameisen werden nie verstehen, dass es auch → Adler gibt.

Aminosäuren: Aus diesen Bausteinen des Lebens ist → Eiweiß aufgebaut – also Haut, Knochen, Gelenke, Enzyme, Hormone, Muskeln, Immunsystem und Blut. Wir kennen 20 Aminosäuren, 8 davon sind essenziell und müssen mit der Nahrung zugeführt werden.

Anabolika sind etwas, wovon Sie die Finger lassen sollten: Muskelaufbaupräparate. Dem Mann wachsen Brüste, der Frau ein Bart. Die Potenz versiegt, Niere und Leber versagen. Ein erhöhtes Krebsrisiko wird diskutiert. Nach dem Absetzen hat man schwere Depressionen.

Anaerob: Wenn Sie sich beim Laufen oder beim Muskeltraining zu sehr anstrengen, geht dem Muskel der Sauerstoff aus. Er muss – um schnell Energie zu gewinnen – Kohlenhydrate verbrennen. Dabei entsteht Milchsäure, der stärkste Müdemacher, den wir kennen.

Antidepressivum: Kleine Pillen, die auf den → Serotonin-Spiegel im Gehirn wirken. Aber Sie brauchen keine Pillen, keine Chemie: Laufen Sie langsam. So pumpen Sie Serotonin-Moleküle in die synaptischen Spalten Ihres Gehirns – nicht zu viel und nicht zu wenig. Ganz ohne Nebenwirkungen laufen Sie der Traurigkeit davon.

Antioxidanzien sind eine wichtige Altersbremse. Sie entschärfen → freie Radikale (eine Menge wild gewordener Sauerstoff), die alle Körperzellen schädigen und Krebs auslösen. Dazu zählen: Vitamin C, E, Carotinoide, Selen und sekundäre Pflanzenstoffe. Stecken in Obst und Gemüse, Olivenöl und Kokosnuss (Selen).

> ### TIPP!
> Für ein längeres Leben holen Sie sich Antioxidanzien aus der Apotheke: Sie brauchen täglich 1 bis 3 Gramm Vitamin C, 400 Milligramm Vitamin E sowie 150 Mikrogramm Selen und 5 Milligramm Carotinoide.

Apfel: Experten errechneten, würde jeder Deutsche nur einen Apfel täglich essen, könnte man 10 Milliarden an Gesundheitskosten einsparen. Ich empfehle: Essen Sie fünf. Dann muss ich nie zum Hausbesuch kommen.

Apfelschorle: Der Isodrink der Natur. Mineralwasser liefert Magnesium, Calcium, Natrium. Und das Kalium des Apfelsaftes nimmt den Muskeln die bleierne Schwere.

A

Arterienverkalkung: Bis zu garnelengroße fettige Mülldeponie in Ihren wichtigsten Versorgungsbahnen, den Blutgefäßen. Folgen: verminderte Leistungsfähigkeit, allmähliche Verdummung, Herzinfarkt und Schlaganfall. Ursachen: → Fett, → Cholesterin, mangelnde Bewegung, Stress, Nikotin, → Homocystein, hoher Blutdruck, Vitaminmangel.

Ascorbinsäure: siehe → Vitamin C

Aspirin-Obst: Aprikosen, Paprika, Erdbeeren halten Ihr Blut flüssig und schützen Ihr Herz.

Atemtechnik für Laufanfänger: Drei Schritte einatmen, drei Schritte ausatmen. Diese Technik verhindert, dass Sie zu schnell laufen.

Ausdauer: Das Geheimnis der Erfolgreichen, die unendliche Leistung zeigen, im Sport wie am Verhandlungstisch: Sie trainieren unter ihrem → Grenzpuls. Im → aeroben Bereich, im Sauerstoffüberschuss. Und können stundenlang joggen oder denken – ohne müde zu werden.

Austern: Bekanntestes natürliches Aphrodisiakum. Erhebendes Geheimnis: Zink plus Eiweiß plus Vitamin B_6. Daraus bastelt der Körper das Powerhormon → Testosteron.

DER HARVARD-STEP-TEST:
LESEN SIE IHRE FITNESS AM PULS AB!

Wie steht es um Ihre Ausdauer? Machen Sie doch gleich einmal den Harvard-Step-Test. Und wenn Sie dann mit dem Laufen beginnen, wiederholen Sie ihn ab und zu. Zur Kontrolle, ob Ihr Körper schon fitter ist.

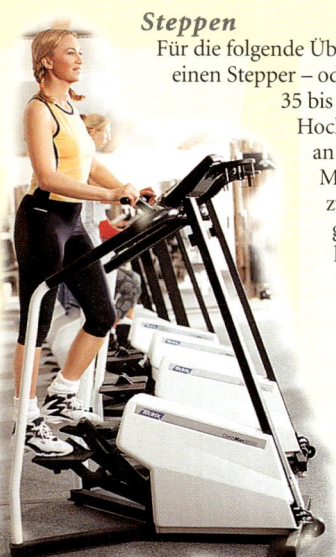

Steppen

Für die folgende Übung brauchen Sie einen Stepper – oder einen stabilen 35 bis 45 Zentimeter hohen Hocker. Sie können auch an einer Bank, einem Mauervorsprung oder zwei Stufen üben. Steigen Sie 4 Minuten lang auf den Hocker und wieder hinunter – 30-mal in der Minute.

Wichtig: Hören Sie auf, wenn es Ihnen zu anstrengend wird oder sobald starke Atemnot und Brustschmerzen auftreten. Und dann notieren Sie, wie viele Sekunden Sie durchgehalten haben (maximale Übungsdauer 240 Sekunden).

| | Sekunden

Puls messen

Wenn Sie fertig sind, ruhig hinsetzen. Genau eine Minute nach dem letzten Step messen Sie das erste Mal Ihren Puls, dann nochmals nach zwei Minuten und noch einmal nach drei Minuten. Zählen Sie immer 30 Sekunden lang Ihre Pulsschläge.

A

Puls nach 1 Minute	
Puls nach 2 Minuten	
Puls nach 3 Minuten	
Summe der Pulsschläge	

Und nun berechnen Sie mit der folgenden Formel Ihren Erholungsindex:

$$\text{Erholungsindex} = \frac{\text{Dauer der Übung in Sekunden} \times 100}{\text{Summe aller gezählten Pulsschläge} \times 2}$$

AUSWERTUNG

91 oder mehr	Hervorragend, Sie sind superfit!
81 bis 90	Klasse, Sie sind auch top in Form.
71 bis 80	Um Ihre Fitness steht es recht gut.
61 bis 70	Ihr mäßig funktionierendes Herz-Kreislauf-System kann tägliche → Ultraleicht-Laufrunden gut brauchen.
unter 60	Miserabel! Nach vier Wochen → Ultraleicht-Lauf müsste es schon besser sein.

B WIE BANANE UND BEWEGLICHKEIT

Banane: Leicht verdauliche Kohlenhydrate, Magnesium und Kalium sind der ideale Imbiss für Gehirn, Nerven, Muskeln, besser als jeder → Isodrink: Cracks mixen vor dem Training reife Bananen (viel Fruchtzucker, schnelle Energie) und halbreife Bananen (langkettige Kohlenhydrate für langfristige Energie) mit etwas Mineralwasser.

Beta-Carotin: Die Vorstufe von Vitamin A schützt jede Zelle vorm Altern und beugt Krebs vor. Nicht zu empfehlen: reine Beta-Carotin-Präparate. Sie verstopfen an den Körperzellen die Schlüssellöcher für andere lebenswichtige pflanzliche Carotinoide. Tagesbedarf: 5 Milligramm Beta-Carotin kombiniert mit anderen Carotinoiden.

Beta-Zustand – das heißt schnelle Gehirnströme, grauer Alltag, Stress. Das Gehirn verarbeitet Umweltreize, ordnet Geräusche ein, reagiert, ackert, filtert, sondiert. Das Türchen zur Seele öffnet sich nur im Alpha-Zustand, Hirnströme verlangsamen sich, unsinniger Gedankenmüll fällt ab. Das nennt man Träumen oder Meditieren.

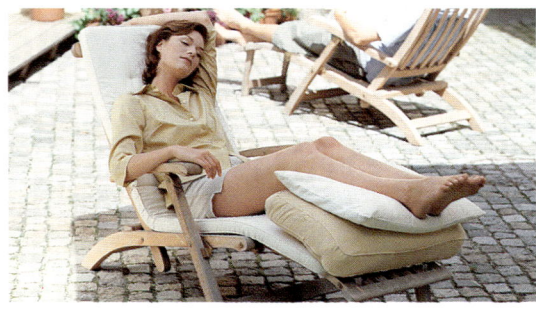

B

Betthupferl: Es lockt Hormone, die Sie wie ein Kind schlummern lassen, Sie verjüngen, schlank machen. Das Geheimnis, das dahinter steckt: eine Eiweißverbindung, Delta Sleep Inducing Peptid, kurz DSIP. Diese leitet zusammen mit dem Gute-Nacht-Hormon Melatonin den Schlaf ein und bringt Sie ganz sanft ins Land der Träume. Und so kommen Sie an Ihr DSIP. Essen Sie abends kurz vor dem Schlafengehen ein Betthupferl – etwas Eiweiß plus Kohlenhydrate, also etwas Süßes. Auf diese Kombination reagiert Ihr Gehirn mit Frieden, Ruhe, Glück.

TIPP!

Vorschlag für ein »Betthupferl«, das guten Schlaf und schöne Träume bringt: Streichen Sie einfach einen Esslöffel Magerquark auf einen Vollkornkeks oder essen Sie einen halben Becher Joghurt mit in Würfel geschnittenen Trockenfrüchten.

Beweglichkeitstest: siehe ab Seite 12

BMI (Body Mass Index): Übergewicht macht das Leben schwer und verkürzt es. Jeder zweite Deutsche wiegt zu viel. Ob Ihr Gewicht optimal ist, zeigt der BMI.

SO ERRECHNEN SIE IHREN BMI

$$BMI = \frac{\text{Körpergewicht (kg)}}{\text{Körpergröße (m)}^2}$$

UND DAS SAGT IHR BMI AUS:

BMI unter 19: Untergewicht
BMI von 19 bis 25: Gewicht liegt im idealen Bereich
BMI über 25: Übergewicht

B-Vitamine: Diese Gruppe ist die wichtigste für ein junges Gehirn. Mangel häufig wegen Kantinen-Essen, Fast Food und zu wenig Vollkornprodukten, siehe Tabelle Seite 16: »B wie (bauern)schlau mit B-Vitaminen«.

BEWEGLICHKEITSTEST

Ein schöner, junger Körper ist geschmeidig und biegsam wie eine Rute. Er strahlt Harmonie aus. Wie beweglich sind Sie? Machen Sie die folgenden Tests. Und ermitteln Sie mit der folgenden Rechnung Ihr durchschnittliches biologisches Alter für Beweglichkeit.

Test 1 [   ]
Test 2 [   ]
Summe [   ] : 2 = [   ]

► Test 1: *Rückenmuskulatur und Muskeln an der Rückseite der Oberschenkel*

Setzen Sie sich mit ausgestreckten Beinen auf den Boden und strecken Sie die Knie ganz durch. Schieben Sie die Finger Richtung Fußspitzen, so weit Sie können. Messen Sie mit dem Maßband den Abstand zu den Fußspitzen, den Sie 3 Sekunden halten können. Die Zentimeter, die Ihnen bis zu den Fußspitzen fehlen, erhalten ein Minus, die Zentimeter, die Ihre Finger über die Fußspitzen hinausragen, ein Plus.

AUSWERTUNG

| ABSTAND FINGER – FÜSSE | | BIOLOGISCHES |
FRAUEN	MÄNNER	ALTER
›+ 10	›+ 7	25 Jahre
+ 7 bis + 10	+ 4 bis + 7	35 Jahre
+ 4 bis +6	+ 1 bis +3	45 Jahre
0 bis + 3	− 3 bis 0	55 Jahre
− 1 bis − 5	− 4 bis − 8	65 Jahre
›− 5	›− 8	75 Jahre

B

TIPP!

Haben Sie Ihre Zehen mit den Fingerspitzen nicht erreicht? Dann sollten Sie regelmäßig Beweglichkeits-übungen machen. Die Tests auf diesen Seiten eignen sich ausgezeichnet zum Üben. Beachten Sie dabei: Muskeln wollen sanft gedehnt werden. Gehen Sie langsam in die Dehnposition und halten Sie diese für 10 bis 30 Sekunden – ohne zu federn. Das Ganze wiederholen Sie 2- bis 3-mal.

➤ Test 2: *Schultergürtel und Schultergelenke*

Winkeln Sie den linken Arm hinter Ihrem Kopf ab. Den rechten Arm führen Sie von unten hinter den Rücken. Die Finger beider Arme nähern sich einander hinter dem Rücken. Schaffen Sie es, dass sich die Fingerspitzen hinter dem Rücken berühren? Wenn nicht, nehmen Sie ein Maßband in die Hände, um den verbleibenden Abstand zu messen.

AUSWERTUNG

ABSTAND (CM) FRAUEN	ABSTAND (CM) MÄNNER	BIOLOGISCHES ALTER
Finger können sich verhaken	Finger berühren sich	25 Jahre
Finger berühren sich	0 bis 5 cm	35 Jahre
0 bis 5 cm	6 bis 10 cm	45 Jahre
6 bis 10 cm	11 bis 15 cm	55 Jahre
11 bis 15 cm	16 bis 20 cm	65 Jahre
› 15 cm	› 20 cm	75 Jahre

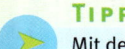

Tipp!

Mit der folgenden Übung können Sie die Beweglichkeit Ihrer Schultergelenke verbessern. Nehmen Sie die Ausgangsposition der Testübung ein und halten Sie ein Handtuch in den Händen hinter dem Rücken. Zunächst zieht die obere Hand das Handtuch nach oben. Der untere Arm bleibt möglichst locker und lässt sich nach oben dehnen. Halten Sie diese Position für 10 Sekunden. Sie sollten während der Dehnzeit ein leichtes Ziehen verspüren. Danach zieht der untere Arm das Handtuch nach unten. Der obere Arm lässt jetzt locker und wird nach unten gedehnt. Halten Sie die Dehnposition für 10 Sekunden. Führen Sie jede Bewegungsrichtung 2- bis 3-mal aus und wechseln Sie dann die Seite.

➤ Test 3: *Eine Dehnübung für Schreibtisch-Täter*

Nehmen Sie das Handtuch vor dem Körper in beide Hände, so dass zwischen den Händen 40 bis 60 Zentimeter Abstand liegen. Strecken Sie die Arme durch und führen Sie das Handtuch mit gestreckten Armen nach hinten oben hinter den Kopf. Halten Sie auch diese Stellung 10 Sekunden und wiederholen Sie die Übung 3-mal. Die vom Sitzen verkürzte Brustmuskulatur wird bei dieser Übung wieder in die Länge gezogen.

Und wie steht es um Ihre Balance?

Kinder und Jugendliche balancieren noch gewandt wie Katzen auf Baumstämmen und Bordsteinen. Kein Wunder. Sie üben es auch jeden Tag. Beim Spiel, beim Skateboard- oder Rollerfahren. Wer seinen Gleichgewichtssinn nicht fordert, lässt ihn verkümmern. Dann wird das Leben zur wackeligen Angelegenheit – und man gerät leicht ins Stolpern.

Ob Sie tatsächlich standfest im Leben stehen oder leicht aus dem Gleichgewicht zu bringen sind, verrät Ihnen der folgende Test.

➤ **Test 4:** *Wie steht's um Ihre Stand-festigkeit?*

Stellen Sie sich auf einer harten Unterlage auf ein Bein. Beugen Sie das abgehobene Bein an und legen Sie die Fußsohle auf das Knie des Stand-beines. Stemmen Sie die Hände in die Hüften und schließen Sie die Augen. Stoppen Sie die Zeit, bis Sie aus dem Gleichgewicht geraten. Sie dürfen etwas schwanken, aber nicht den Fuß versetzen oder die Hände von den Hüften nehmen. Wiederholen Sie nach einer Minute Pause den Test mit dem anderen Bein. Sie werden wahrscheinlich feststellen, dass Sie ein »Lieblingsbein« haben, auf dem Ihnen die Übung leichter fällt. Addieren Sie die beiden Werte und teilen Sie die Summe durch zwei. So erhalten Sie Ihren Durchschnittswert.

AUSWERTUNG

DAUER IN SEKUNDEN	BIOLOGISCHES ALTER
› 40	25 Jahre
31 bis 40	35 Jahre
21 bis 30	45 Jahre
11 bis 20	55 Jahre
5 bis 10	65 Jahre
‹ 5	75 Jahre

TIPP!

Balance kann man trainieren. Machen Sie 3-mal pro Woche die oben beschriebene Übung. Und schnappen Sie sich ruhig mal den Roller von Ihrem Kind oder Enkel.

15

B WIE (BAUERN)SCHLAU MIT B-VITAMINEN

Vitamin	Wirkung	Empfehlung pro Tag von Dr. Strunz	Gute Quellen
B$_1$ (Thiamin)	Das Gute-Laune-Vitamin hält fröhlich und den Geist fit. Grund: Es versorgt das Gehirn mit Zucker.	10 bis 40 Milligramm	Bierhefe, Weizenkeime, Pinienkerne, Schweinefilet
B$_2$ (Riboflavin)	Sorgt für Brain-Energie. Doch Dauerstress frisst B$_2$-Moleküle. Die Folge: Noradrenalin bleibt mangels B$_2$ in der Niere, statt im Gehirn für Euphorie und Geistesgegenwart zu sorgen.	10 bis 40 Milligramm	Leber, Milchprodukte, Vollkorn, grünes Blattgemüse
B$_3$ (Niacin)	Macht Gehirnzellen fit. Arbeitet im Energiestoffwechsel, lädt Körper und Geist mit Power auf. Stress futtert Niacin. Folge: Konzentrationsstörungen.	50 bis 200 Milligramm	mageres Fleisch, Fisch, Geflügel, Gemüse, Vollkorn, Nüsse
B$_5$ (Pantothensäure)	Anti-Stress-Vitamin. Bestandteil von Acetylcholin, der Lernfähigkeit und logisches Denkvermögen fördert.	10 bis 30 Milligramm	Eigelb, Hülsenfrüchte, Vollkorn, grünes Gemüse
B$_6$ (Pyridoxin)	Sorgt für ein gutes Gedächtnis und gute Laune. Mangel häufig! Zeigt sich in Müdigkeit, Depression, Schlafstörungen, Nervosität.	10 bis 40 Milligramm	Meeresfrüchte, Lachs, Vollkorn, Rosenkohl
B$_{12}$ (Cobalamin)	Sorgt für Zellwachstum und Zellteilung. Zeichen für einen Mangel: Blutarmut, Nervenstörungen, Gedächtnisschwäche, Demenz. Zellen sterben ab, man altert schneller.	5 bis 15 Mikrogramm	tierische Produkte, vergorenes Gemüse (etwa Sauerkraut und Sojasauce)
Folsäure	Verkocht in der Kantine. Folge: Sie bilden kein Noradrenalin – das Hormon der Kreativen, das Stress zum Vergnügen werden lässt.	400 bis 1000 Mikrogramm	Kichererbsen, Grünkohl, Eigelb

C WIE CARNITIN UND CHEFHORMON

Calcium: Von dem schnellen Stress-Salz haben Sie 1 Kilo im Körper. Das garantiert harte Knochen und Zähne. Der Mineralstoff sorgt aber auch dafür, dass Nervenimpulse auf den Muskel übertragen werden. Gute Calcium-Lieferanten: Milch und Milchprodukte, grünes Blattgemüse, Sesamsamen, Hülsenfrüchte. Sie brauchen täglich 1 bis 2 Gramm.

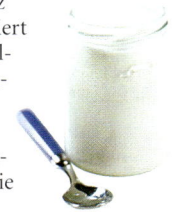

Carnitin: Der Eiweißstoff schleust Fettmoleküle in die Mitochondrien – die Kraftwerke der Zelle. Wandelt also Fett in Energie um. Carnitin steckt vor allem in Fleisch.

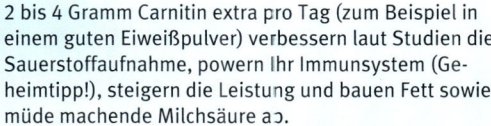

TIPP!

2 bis 4 Gramm Carnitin extra pro Tag (zum Beispiel in einem guten Eiweißpulver) verbessern laut Studien die Sauerstoffaufnahme, powern Ihr Immunsystem (Geheimtipp!), steigern die Leistung und bauen Fett sowie müde machende Milchsäure ab.

Chefhormon: Essen Sie einen Fisch ohne Fett und eine Stunde später Früchtesorbet, aber reichlich! Dann lehnen Sie sich zurück und spüren, wie der Überblick kommt, der Geist kristallklar wird, Fröhlichkeit aufsteigt. Das hat einen Namen: → Serotonin. Das Gute-Laune- und Überblick-Hormon durchflutet das Gehirn, wenn Sie Eiweiß ohne Fett essen – und dann Kohlenhydrate.

Cholesterin hat zwei Gesichter. Dr. Jekyll heißt HDL. Das transportiert den Adernverstopfer in die Leber zum Entsorgen. Mr. Hyde heißt LDL – der Horror für die Adern. Führt zu Arteriosklerose, Schlaganfall und Herzinfarkt.

TIPP!

Keine Pille auf der Welt kann Ihren Cholesterinspiegel
so drastisch senken wie das Laufen.

Cholezystokinin: Das Ich-bin-satt-Hormon schüttet der
Körper rechtzeitig aus, wenn Sie vor dem Braten eine große Schüssel Salat essen. Und: Relativ neu ist die Erkennt-
nis, dass man nach dem Joggen im Sauerstoffüberschuss
nicht mehr, sondern weniger Hunger hat. Weil dann mehr
Cholezystokinin ausgeschüttet wird.

Cholin: Im Gehirn steckt ein Stoff, der die Wahrnehmung
schärft, das Lernen erleichtert, das Gedächtnis verbessert:
Acetylcholin. Ein Mangel an diesem Neurotransmitter
macht sich bemerkbar, wenn man ständig nach der Brille
sucht, sich Namen nicht merkt, Termine vergisst … Mehr
Acetylcholin können Sie machen – mit Gehirntraining
und ausreichend Cholin. Daraus bastelt Ihr Körper
Acetylcholin. Gute Quellen für Cholin: Es steckt in Eiern,
Soja, Blumenkohl, Nüssen und in Lezithin.

Chrom: 90 Prozent der Deutschen haben zu wenig Chrom
im Körper – das verkürzt das Leben, und zwar um ein
Drittel. Grund: Chrom senkt den Blutzucker und Cholesterinspiegel, stärkt die Abwehrkräfte, schützt die Zellen
vor dem Altern. Chrom-Mangel führt zu Übergewicht
(siehe auch → Insulin). Tagesbedarf: 150 bis 250 Mikrogramm.

CLA: Die konjugierte Linolsäure bremst das Stresshor-
mon Cortisol, verhindert damit Muskelabbau. Steckt in
Milch, Fleisch, Joghurt, gibt's als Nahrungsergänzung in
Form von Öl. 1 Teelöffel täglich hilft Muskeln auf die
Sprünge und soll sogar Krebs vorbeugen.

Coenzym Q 10: siehe → Q 10

Cortisol, das Hauptstresshormon. Haben Sie zu viel davon im Blut, verlieren Sie Ruhe und Übersicht. Steter Druck lässt den Cortisolspiegel steigen. Es wirkt → katabol, zerstört Eiweiß: Gefäßwände, Immunsystem und Gehirnzellen. Und Cortisol blockiert das Denken, macht ganze Hirnregionen kaputt. Das muss nicht sein. Mit täglich 30 Minuten → Ultraleicht-Lauf schicken Sie das Hormon in die Wüste.

Vitamin C stimuliert die Abwehr, kurbelt die Bildung von Bindegewebe an, treibt den Fettabbau voran, schützt die Blutgefäße, behütet andere Vitamine vor dem Zerfall. Gönnen Sie sich künftig 1 bis 3 Gramm pro Tag. Dafür müssen Sie zum Gemüsemann und zum Apotheker.

TOP TEN DER VITAMIN-C-LIEFERANTEN

LEBENSMITTEL	VITAMIN-C-GEHALT PRO 100 G
1. Acerola-Kirsche	1700 mg
2. Sanddorn	450 mg
3. Schwarze Johannisbeere	177 mg
4. rote Paprika	138 mg
5. Brokkoli	115 mg
6. Fenchel	93 mg
7. Rosenkohl	85 mg
8. Papaya	80 mg
9. Kiwi	71 mg
10. Erdbeeren	64 mg

Cystein: Aus diesem Eiweißbaustein baut Ihr Körper Glutathion, den stärksten Schutzschild unseres Immunsystems gegen → freie Radikale. Stress bombardiert uns mit freien Radikalen. Darum schützt ein hoher Eiweißspiegel auch vor Stress. Cystein steckt in Fisch. Geflügel, Hülsenfrüchten, Nüssen, Samen, Soja, Käse und anderen Milchprodukten.

D WIE DEHNEN UND DONALD DUCK

Dehnen: Muskeln wollen sanft gedehnt werden, sonst schrumpfen sie wie ein Wollpulli im Kochwaschgang. Und das tut irgendwann weh. Dehnen macht den Muskel beweglicher und leistungsfähiger. Also: Vor dem Loslaufen dehnen. → Dehnübungen auf Seite 14 und ab Seite 22

DHEA (Dehydroepiandrosteron) steht für ewige Jugend, gute Laune, scharfes Gedächtnis, Vitalität, kräftiges Immunsystem, Fettschmelze, Muskelpower. Das Hormon gibt's in den USA in Pillenform. Man kann es sich auch hier verschreiben lassen – oder macht es einfach selbst: mit → Chrom. Wenn genug Chrom vorhanden ist, kann Ihr Körper diese effektive Altersbremse auch herstellen.

Diabetes: Heute die Volkskrankheit Nr. 1. Rund 12 Millionen Deutsche leiden heute schon darunter. Die Weltgesundheitsorganisation (WHO) rechnet bis zum Jahr 2025 mit etwa 300 Millionen Diabetikern in den Industrieländern. Und wie vermeidet man die Zuckerkrankheit? Indem man Zucker auf die »Goldwaage« legt – und sparsamst verwendet. Das gilt ebenso für weißes Mehl.

Diät macht dick. Denn unter Kalorien-Entzug schaltet der Körper auf sein Notprogramm, verbrennt weniger Kalorien – und baut → Muskeln ab. Das einzige Organ, das in nennenswertem Maß Fett verbrennt. Wie kriegt man sein Fett weg? Laufend. Laufen ist die einzige Diät, die ewig wirkt. Wer täglich 30 Minuten läuft, kann nach drei Monaten essen, was er will, ohne ein Gramm zuzunehmen.

Donald Duck, der liebenswerteste Verlierer. Denn er kennt keinen wirklichen Reichtum. Keinen → Flow, keinen → Formel-1-Reflex, kein → Run Rich …

Dopamin: Der Gehirnbotenstoff lenkt die Finger des Pianisten, koordiniert die Füße eines Tänzers und schickt dem Kreativen seine Gedanken. Und wie kommt man an den Boten der Phantasie? Ganz einfach: Fordern Sie die Feinmotorik heraus, spielen Sie Geige, zeichnen Sie – oder laufen Sie.

D

Doping der erlaubten Art: Dem Muskelaufbau kann man nachhelfen – ohne sein Leben zu riskieren. Mit → Eiweiß, → Kreatin, → CLA, → Carnitin

Durchblutung: Ihre körperliche und geistige Leistungsfähigkeit, Vitalität, Zufriedenheit und Ihr Glück hängen ab von der Durchblutung. Also von der optimalen Durchflutung Ihres Körpers mit Sauerstoff, dem Lebenselixier Nr. 1. Und wie tanken Sie mehr von diesem Elixier? Genau: Laufen Sie. Laufen verdoppelt die Sauerstoffmenge im Gehirn und schickt 1000 Prozent mehr Sauerstoff in den Körper. Und mit jedem Molekül dieses Stoffes werden Sie wacher, fröhlicher, leistungsfähiger, agiler, gesünder, fitter …

Vitamin D: Unabdingbar ist das Sonnen-Vitamin, das wir durch UV-Strahlen auch in unserer Haut bilden können, für Muskelarbeit, straffe Nerven, ein starkes Immunsystem, feste Knochen und Zähne. Es macht Blei im Körper unschädlich. Zeichen für einen Mangel: bei Kindern Rachitis, außerdem Knochenerweichung, Zahnausfall, Muskelschwäche, vergrößerte Gelenke, Aufregung oder nervöse Störungen.

TIPP!

Schon 15 Minuten in der Sonne kurbeln die körpereigene Produktion von Vitamin D in der Haut an. Gute Lieferanten: Lebertran, geräucherter Aal, Matjes, Lachs, Sardinen. Tagesbedarf: 3 bis 15 Mikrogramm.

DAS DEHN-PROGRAMM

WER SEINE MUSKELN LIEBT, DER DEHNT!

Dieses Dehn-Programm sollten Sie Ihren Muskeln täglich gönnen. Am besten vor dem Laufen – und danach noch einmal. Gehen Sie bei jeder Übung 20 Sekunden sanft in die Dehnung, ohne zu rucken. Es darf in den Muskeln spürbar ziehen, aber nicht schmerzen. Danach 2 Sekunden Pause und alles noch einmal. Anschließend das Ganze mit dem anderen Bein beziehungsweise Arm.

➤ Übung 1: *Die tiefe Wadenmuskulatur*

Aufrecht hinstellen, der Rücken ist gerade. Linkes Knie so weit beugen, bis eine leichte Spannung in der Achillessehne zu spüren ist. Die rechte Ferse mit durchgestrecktem Bein vor den Körper stellen, Zehen hochziehen.

➤ Übung 2: *Die oberflächliche Wadenmuskulatur*

Ausfallschritt nach vorn, die Füße sind parallel nach vorn ausgerichtet. Vorderes Bein beugen, hinteres strecken. Die Ferse gegen den Boden drücken.

➤ Übung 3: *Oberschenkelinnenseite*

Grätschstellung. Ein Bein beugen, das Gewicht darauf verlagern. Der äußere

Fußrand des gestreckten
Beins bleibt dabei jedoch
am Boden.

➤ Übung 4: *Vorderer
Oberschenkel*
Gerade hinstellen, die Füße eng
nebeneinander setzen. Jetzt einen
Fuß in die Hand nehmen, nach
oben an den Po drücken, die
Knie dabei zusammenhalten,
Hüfte nach vorn strecken.

➤ Übung 5: *Hinterer Oberschenkel*
Gerade und aufrecht stehen. Mit gestreckten Beinen und geradem Rücken Oberkörper zu den Beinen biegen. Wichtig:
Den Rücken die ganze Zeit gerade halten.

➤ Übung 6: *Schulter-
muskulatur*
Arme über den Kopf. In gerader Haltung
den rechten Ellenbogen mit der linken
Hand hinter den Kopf ziehen.
Den Kopf nicht zur Seite neigen.

➤ Übung 7: *Brust- und
Schultermuskulatur*
Gerade und aufrecht stehen. Die
Hände hinter dem Rücken ineinan-
der verschränken. Dann mit
geradem Rücken die
gestreckten Arme
nach oben ziehen.

D

23

Eikosanoide: Die Superhormone des Körpers. Sie kontrollieren andere Hormone und damit Abwehrkräfte, Herz-Kreislauf-System, Nerven, Fortpflanzung, Atmung und Leistungsfähigkeit. Es gibt gute und schlechte Eikos – das Geheimnis: Sie müssen im Gleichgewicht sein.

TIPP!

Gute Eikos stecken in einfach ungesättigten Fettsäuren aus Olivenöl, Nüssen, Samen, Avocados und Omega-3-Fettsäuren aus Seefisch.
Schlechte Eikos entstehen durch Stress oder verstecken sich in gehärteten Pflanzenfetten (Fertigprodukten), Zucker, Weißmehl und Arachidonsäure – die steckt in Innereien und fettem, roten Fleisch.

Eisen: Ohne Eisen keine Ausdauer – beim Sport und am Schreibtisch. Wichtig für Blutbildung, Zellatmung und Energieproduktion in der Zelle. Tagesbedarf: 25 bis 50 Milligramm. → Frohwerte im Blut: Männer 1,1 bis 1,5 Milligramm/Liter, Frauen 1,0 bis 1,43 Milligramm/Liter.

Eiweiß: Der Stoff für Leben, Laune, Leistung. Ihr Körper

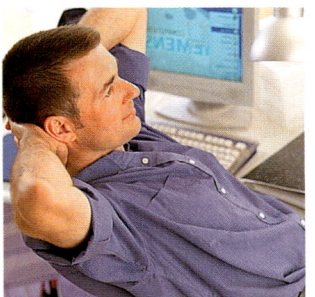

besteht zum größten Teil aus Eiweiß (er besteht hoffentlich nicht aus Fett). Knochen, Gelenke und Muskeln, Enzyme und Hormone, Immunsystem und Blut sind angewiesen auf Eiweiß aus der Nahrung. Eiweiß ist ein → Fatburner. Um das

E

Eiweiß aus der Nahrung in Körpereiweiß umzuwandeln, schießt der Organismus Energie zu. Dafür bedient er sich der Fettdepots. Das heißt also: Eiweiß verbrennt Fett im Körper! Das ist auch der Grund, weshalb ich in Hawaii in den letzten fünf Tagen vor dem Wettkampf noch 3 Kilo abnehme: Cremig-sahniges Eiweißpulver, wann immer der Hunger kommt.

Eiweißformel: Essen Sie alle vier Stunden eine Portion Eiweiß – ohne Fett. Dann dringen die kleinen Bausteine (Aminosäuren) schnell ins Blut und verwandeln sich in gute Laune, Dynamik und Kreativität. Gute Quellen: Geflügel, Fisch, magere Milchprodukte, Hülsenfrüchte. Wichtig: Mixen Sie tierisches und pflanzliches Eiweiß. Das erhöht die so genannte biologische Wertigkeit.

Eiweißkonzentrat: Das nehme ich – und empfehle es allen anderen. Weil man nicht immer Zeit hat, sich einen Fisch zu dünsten. Ein Shake mit einem guten Eiweißkonzentrat ist unkompliziert, frei von gesättigten Fetten, Gicht erregenden Purinen, Cholesterin. Und leicht. Um einen Bedarf von 80 Gramm Eiweiß zu decken, müsste man sonst 4 Kilo Kartoffeln essen, 1 Kilo Austern, 12 Eier. Sie mögen kein Pulver? Igitt? Beglückte nicht Puddingpulver Ihre Kindheit, arbeitet nicht auch Ihr Bäcker mit Mehl?

TIPP!

Für die schnelle Portion Eiweiß zwischendurch mixen Sie sich einen Eiweißdrink: Dafür 2 Esslöffel Eiweißpulver cremig in Magermilch verquirlen – und Obst dazu essen.

Eiweißmangel: Die meisten Deutschen leiden unter Eiweißmangel, weil sie unter Eiweiß fetten Braten und Wurst verstehen. Zu viel Fett und Vitalstoffmangel sorgen dafür, dass Eiweiß gar nicht erst dort ankommt, wo es seine Power entfaltet: in der Körperzelle.

DIE BESTEN EIWEISSLIEFERANTEN

20 GRAMM EIWEISS STECKEN IN	10 GRAMM EIWEISS STECKEN IN
3 Hühnereiern	0,3 Liter fettarmer Milch (1,5 % Fett)
80 Gramm Hühnerbrust	0,3 Liter Buttermilch
80 Gramm magerem Schweinefleisch	300 Gramm Joghurt (1,5 % Fett)
80 Gramm Putenbrust	75 Gramm Frischkäse (20 % Fett)
80 Gramm magerem Lamm	
100 Gramm Kalbsfilet	50 Gramm Mozzarella
100 Gramm Rinderfilet	75 Gramm magerem Quark
90 Gramm Rinderlende	
90 Gramm Schweinefilet	38 Gramm Schnittkäse (30 % Fett)
70 Gramm geräuchertem Lachs	25 Gramm Parmesan
120 Gramm Kabeljau	37 Gramm Romadur (20 % Fett)
110 Gramm Makrele	1,5 Hühnereiern
100 Gramm Sardine	
120 Gramm Scholle	100 Gramm Vollkornmehl
120 Gramm Seezunge	80 Gramm Haferflocken
110 Gramm Garnelen	135 Gramm Naturreis
120 Gramm Langusten	25 Gramm getrockneten Keimen
125 Gramm Hummer	
123 Gramm magerer Geflügelwurst	125 Gramm Weizenschrot- brot
65 Gramm Schinken ohne Fettrand	
100 Gramm Thunfisch	
130 Gramm Lachs	
100 Gramm Heilbutt	
120 Gramm Steinbutt	
200 Gramm Austern	

E

Eiweiß-Power mit Bananen-Joghurt-Shake: Eine Banane schälen und klein schneiden. Mit 5 Esslöffel Orangensaft und 100 Gramm Joghurt pürieren. 200 Milliliter kalte, fettarme Milch und 2 Esslöffel Eiweißpulver hinzufügen und alles kräftig vermixen. Die Mischung in zwei hohe Gläser gießen. Mit je einem Bananenspieß und etwas Zitronenmelisse garnieren.

Eiweißspiegel: Gewinner sind die Menschen mit hohem Eiweißspiegel im Blut. Sie sind fit, dynamisch, aktiv, lebenslustig, kreativ – normal eben. → Eiweiß-Test Seite 29

TIPP!

Lassen Sie regelmäßig vom Arzt Ihren Eiweißspiegel messen. Mit 6 Gramm/Deziliter fühlen Sie sich müde und ohne Energie. Mit 7 Gramm/Deziliter geht es Ihnen durchschnittlich gut. Mit 8 Gramm/Deziliter wachsen Ihnen Flügel. Tun Sie was dafür!

Endorphine: Glück, auf das man nicht wartet, das man machen kann. Laufen Sie los, ölen Sie Ihren Körper mit Sauerstoff, und dann öffnet sich Ihr eigenes → Kokainkästchen. Endorphine strömen aus. Als Neurotransmitter hüpfen sie von Nervenzelle zu Nervenzelle. Versetzen den ganzen Körper in einen kribbelnden Rauschzustand, ähn-

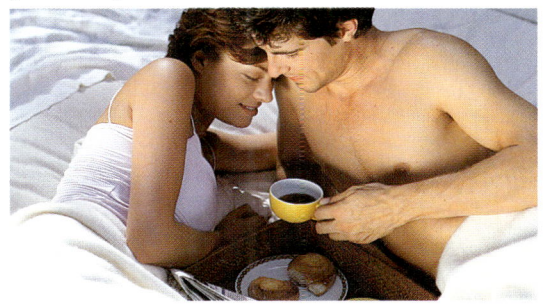

lich dem Gefühl, das man hat, wenn man frisch verliebt ist. Läufer kennen dieses Glück unter dem Begriff → Runner's High – und werden herrlich süchtig.

Energiegewinn: Die meisten Menschen begnügen sich mit 25 Prozent ihres möglichen Potenzials an Lebensenergie, die sie durchs Essen gewinnen. Wenn Sie jedoch Ihren → Eiweißspiegel auf 8 Milligramm/Deziliter anheben, dann haben Sie schon doppelt so viel Energie, laufen aber immer noch auf halber Flamme. Wenn Sie nun noch Ihren Obst- und Gemüsekonsum erhöhen, landen Sie bei 75 Prozent. Die restlichen 25 Prozent mehr Energie gewinnen Sie durch Vitalstoffe aus der Apotheke.

Energie-Überschuss: Morgens möchten wir eine Stunde länger schlafen, dürfen aber nicht. Dieser Energie-Unterschuss addiert sich Tag für Tag, Jahr für Jahr, bis wir mit 50 ausgebrannt sind. Läufer beginnen den Tag im Energie-Überschuss. Sie tanken laufend Energie. Sie addieren Tag für Tag ein bisschen Überschuss-Energie, werden immer souveräner, kompetenter, fröhlicher, überlegener. Diese Überschuss-Energie verleiht Flügel. Man kann sich wie der → Adler allen Herausforderungen von oben her nähern. Lächelnd.

Vitamin E: Das Anti-Aging-Vitamin hält die Haut jung, schützt Herz und Hirn, es hegt das Immunsystem und beugt Krebs vor. Wie kommt man an genug Vitamin E? Sie können es wie die Radsportler machen, die Weizenkeimölflasche ansetzen und dann das Fett in 8 Stunden herunterstrampeln. Wenn Sie sich aber an den Schreibtisch setzen und nur 2400 Kalorien pro Tag verbrauchen, sollten Sie lieber in die Apotheke gehen.

TIPP!

Nehmen Sie 400 Milligramm natürliches Vitamin E pro Tag – zusätzlich zu Olivenöl, Nüssen und Samen.

EIWEISS-TEST

Sind Sie ausreichend mit dem Powerstoff Eiweiß versorgt?
Um das herauszufinden, beantworten Sie einfach die folgenden zwölf Fragen.

	ja	nein
1. Essen Sie täglich oder alle zwei Tage ein Stück Fisch?	❏	❏
2. Trinken Sie täglich $1/4$ Liter Magermilch?	❏	❏
3. Stehen drei- bis fünfmal wöchentlich Hülsenfrüchte auf dem Speiseplan?	❏	❏
4. Essen Sie wirklich nur ein- bis zweimal die Woche Wurst?	❏	❏
5. Essen Sie nicht mehr als ein- bis zweimal pro Woche rotes Fleisch?	❏	❏
6. Essen Sie ein- bis zweimal die Woche Geflügel?	❏	❏
7. Nehmen Sie täglich ein bis zwei Milchprodukte zu sich?	❏	❏
8. Shaken Sie sich täglich einen Eiweißdrink?	❏	❏
9. Achten Sie täglich auf Vollkornprodukte?	❏	❏
10. Essen Sie täglich ein Stück Käse?	❏	❏
11. Kombinieren Sie pflanzliches und tierisches Eiweiß (Kartoffel mit Quark, Ei mit Bohnen), um die biologische Wertigkeit (Eiweißqualität) zu erhöhen?	❏	❏
12. Haben Sie einen Blut-Eiweißspiegel von 7 bis 8 Milligramm/Deziliter?	❏	❏

AUSWERTUNG

Wenn Sie mehr als drei Fragen mit Nein beantwortet
haben, steht es schlecht um Ihre Eiweißversorgung.
Picken Sie einfach öfter mal einen Eiweißspender
aus der Tabelle auf Seite 26 heraus – und shaken Sie
sich ruhig mal einen Fitness-Drink aus einem guten
→ Eiweißkonzentrat.

F wie Fatburner und FdH

Farbwahl: Um in den Genuss aller sekundären Pflanzenstoffe zu kommen, sollten Sie die ganze reiche Farbpalette der Natur nutzen – von Mirabellengelb über Paprikagrün bis Kirschrot. Jede Farbe steht für einen anderen Schutzstoff, der Krebs vorbeugt, fit macht oder jung hält.

Fatburner: Nährstoffe, die die Lipolyse ankurbeln – sprich Fett verbrennen. Dazu zählen → Eiweiß, → Vitamin C, → Magnesium, → Chrom und → B-Vitamine.

Tipp!

Hitliste der Fatburner

1. Fisch, Magerquark und Hüttenkäse powern mit Eiweiß ohne Fett.
2. Obstsalat versorgt mit Vitamin C satt.
3. Gemüsestreifen mit Joghurt-Dip liefern Ballast- und Vitalstoffe – und kaum Kalorien.
4. Tomatensaft entschärft dick machenden Stress.
5. Sanddornsaft ist eine Super-Vitamin-C-Dusche.
6. Grüner Tee regt mit sekundären Pflanzenstoffen die Lipolyse an.
7. Weizenkeime versorgen mit B-Vitaminen.
8. Mineralwasser steht für 0 Kalorien, viel Magnesium.

FdH: Fett die Hälfte. Lange hieß es »Fett macht fett«. Darum wurden die Amerikaner Weltmeister im Fettmeiden und immer dicker. Wahr ist: Ohne Fett keine Schlankhormone. Wer Fett meidet, nimmt zu, denn ohne essenzielle Fettsäuren kommt der Energiestoffwechsel zum Erliegen. Die richtige Regel: Gesättigte Fettsäuren aus Fleisch, Milch, Milchprodukten minimieren zugunsten von → Olivenöl und → Fisch. Das Prinzip nennt man Ölwechsel.

Fett, pflanzliches findet sich zum Beispiel in Olivenöl, Nüssen, Samen. Essenzielle Fettsäuren sorgen für Jugend, senken den Cholesterinspiegel und schützen das Herz. Sie beugen Krebs vor, sind Baustoff für Hormone, halten die Haut geschmeidig und schützen die Nerven.

Fett, tierisches: Der Feind der Jugend – jedes Gramm aus Braten, Torten, Wurst, das man nicht im Muskel verbrennt, lagert sich im Körper ein, macht schwerfällig und krank. Es begünstigt Arteriosklerose, Herzinfarkt und Schlaganfall. In den feinen Denkkanälchen im Gehirn macht es die Gedanken tranig, erstickt jeden Geistesblitz.

Fett-Enzyme: Der Muskel des Kopfarbeiters hat die Fähigkeit verloren, Fett zu verbrennen. Grund: Was der Körper nicht braucht, schmeißt er raus. Fett-Enzyme hat er seit der Kindheit nicht mehr gebraucht. In seinem Körper arbeiten Kohlenhydrat-Enzyme. Aber die rühren Energietanks an Hüfte und Po nicht an. Die gute Nachricht: Fett-Enzyme kann man sich züchten. Laufen Sie täglich 30 Minuten, leicht locker lächelnd, ohne aus der Puste zu kommen. In drei Monaten verbrennen Sie nicht mehr nur Kohlenhydrate, sondern vor allem Fett – rund um die Uhr.

Fettfalle: Nicht Fett macht fett, sondern Zucker, so die neuesten Erkenntnisse der Forscher. Sie können täglich einen Liter Olivenöl trinken und nehmen damit 9000 Kalorien auf. Dann müssten Sie nach Adam Riese und bisherigen Erkenntnissen der Ernährungswissenschaft jeden

TIPP!

Sie wollen nicht nur Ihr Gewicht ermitteln, sondern auch wissen, wie viel davon Sie Ihren Muskeln zu verdanken haben – und wie viel dem Fett? Die Fettwaage ist die einzige Waage, die nicht lügt. Sie misst mit Hilfe von Leichtstrom den Muskel- und Fettanteil im Körper. Und den Erfolg durch das Lauftraining.

Tag ein Kilo zunehmen. Tun Sie nicht. Nur, wenn Sie dazu alle zwei Stunden ein Glas Limonade trinken, oder einen Riegel essen, oder ein Marmeladebrot. Und so Ihr → Insulin locken. Erst dieses Hormon schickt das Fett auf die Hüften und sperrt es in den Fettzellen ein.

Fettgewebe: Sie haben rund 20 Milliarden Fettzellen. Die können sich bis auf das Tausendfache vergrößern, indem sie die Fettmoleküle aus dem Essen aufsaugen. Und der Zucker sperrt sie dort ein. Das Fett hängt nicht nur unschön an uns herum. Es produziert auch Hormone. Leider vor allem solche, die alt machen und krank.

Fisch: Die Krönung des intelligenten Essens. Fisch ist Poesie für den Gaumen und Power für 70 Billionen Körperzellen. Fisch enthält alle essenziellen Aminosäuren, die Bausteine des Lebens. Sie stärken den Körper, wecken Lust und Kreativität, feien gegen Stress, locken Psychohormone, die fröhlich machen. Sein Jod kurbelt die Energiezentrale, die Schilddrüse, an, mehr von ihren Aktivhormonen zu bilden. Sein Vitamin F, essenzielle Fettsäuren, stellt den ganzen Körper auf vital und gesund.

Fitness, das heißt: Sich mit 90 die Laufschuhbänder selbst zubinden können – warum nicht für einen Marathon? Mit 90 noch Chatwin und die »Zeit« lesen. Mit 90 noch neugierig auf die Welt sein, einen Flug in die Wüste buchen. Es gibt solche seltenen Exemplare. Menschen, die täglich laufen, wie es in unseren Genen steht. Und ab und zu die Keule schwingen – also zweimal pro Woche eine halbe Stunde Muskeltraining machen.

Flow: Ein begnadeter Zustand der menschlichen Höchstleistung. Der Moment, in dem Denken und Tun eins sind und Glück den Körper durchströmt. Rauschhafte Selbstvergessenheit. Chirurgen, Komponisten, Autoren kennen diesen Zustand – aber am besten kennen ihn Läufer.

TIPP!

FITNESS-FORMEL FÜR EIN LÄNGERES LEBEN

Wer in der Woche 1500 (besser 2000) kcal in Bewegung umsetzt, lebt gesünder und länger.
1500 kcal entsprechen über die Woche verteilt:

- 1 Stunde Langlaufen oder
- 1 Stunde Fußball oder
- 2 Stunden Joggen oder
- 2 Stunden Schwimmen oder
- 3 Stunden Badminton oder
- 3 Stunden Tennis oder
- 4 Stunden Tanzen oder
- 4,5 Stunden schnelles Gehen oder
- 5,5 Stunden Golf oder
- 9 Stunden langsames Radfahren

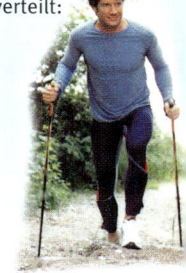

Folsäure: Den Kantinen- und Fast-Food-Fan erkennt man am Folsäuremangel im Blut. Und damit am trägen Geist, fehlenden Elan. Mit weniger als 25 Nanogramm/Milliliter im Blut riskieren Sie schnelles Altern – denn das B-Vitamin ist wichtig für Zellbildung und Zellteilung. Es beugt Herzinfarkt vor, verhindert Früh- und Missgeburten.

Forever young: Die Kunst, mit seinem biologischen → Alter hinter dem im Pass herzuhinken. Das ist ganz einfach: ein bisschen mehr Bewegung, eine Portion mehr Vitalstoffe, einfache mentale Techniken, die Stress ausradieren.

Forever-young-Hormone: → Melatonin, → DHEA, → Wachstumshormon, → Testosteron und → Glucagon halten jung. Feinde der Jugend: → Cortisol, → Insulin, → Adrenalin.

Formel-1-Reflex für den Geist: Auf → Stress reagieren Ihre Gene mit dem Befehl: Huch – einatmen! So atmen Sie den ganzen Tag immer ein bisschen mehr ein als aus.

Die Folgen: Der pH-Wert steigt an, der Calciumspiegel im Blut sinkt. Die Gefäße verengen sich, der Kopf schmerzt, die Nerven liegen bloß. Sie machen das anders: Künftig atmen Sie – wie die Formel-1-Fahrer –, sobald etwas stressig wird, auuuuuus statt ein. Wie das geht? Schreiben Sie auf die Rückseite Ihres Visitenkärtchens »Ausatmen!« und befestigen es an Ihren Haupt-Stressoren: Telefon, Rückspiegel, Schreibtisch. Schrillt das Telefon, fällt Ihr Blick auf das Kärtchen, Sie atmen tief auuuus … Ihr Calciumspiegel steigt, Sie werden ruhig und entspannt. Nach vier Wochen haben Sie einen Ausatemreflex.

Formel-1-Reflex für den Körper: → Stress spannt den Körper an. Lassen Sie einfach die Schultern fallen und klack, klack, klack verzieht sich die Verspannung vom Nacken bis zu den Zehen. Schreiben Sie auf ein Visitenkärtchen: »Schultern fallen lassen.« Und befestigen Sie es am Computer, im Auto, am Telefon …

Freie Radikale: Wild gewordener Sauerstoff, der Körperzellen zerstört und Erbmaterial beschädigt. Hintergrund aller Prozesse, die man Altern nennt. Sie sind ein normales Stoffwechselprodukt im Körper, entstehen aber verstärkt durch Stress, Rauchen und Umweltgifte. → Antioxidanzien sind die beste Waffe gegen die schärfsten Altmacher.

Frohwerte: In Ihrem Blut steht, ob Sie sich mit ständigem Gegenwind durch den Alltag quälen oder alles wie im Flug meistern. Ihr Arzt findet darin Drohwerte – weil Sie Ihre Zellen mit zu viel → Cholesterin, → Fett, Purinen und → Zucker belasten. Im Blut stehen aber auch Frohwerte. Sie zeigen, ob genug Eiweiß, Mineralien, Vitamine, Hormone Ihre Zellen und Sie glücklich machen. Sie finden sie in der Übersicht rechts.

Frühstücksei: Lange hieß es, das böseste Fett in den Adern sei das Cholesterin. Man verbannte Eier vom Früh-

FROHWERTE IN IHREM BLUT

Eiweiß	8 bis 8,5 Gramm/Deziliter
Magnesium	0,9 bis 1,1 Millimol/Liter
Hämoglobin	Männer 16 bis 18 Gramm/Deziliter
	Frauen 14 bis 16 Gramm/Deziliter
Calcium	2,5 bis 2,7 Millimol/Liter
Kalium	4,5 bis 5,5 Millimol/Liter
Zink	1,2 bis 1,7 Milligramm/Liter
Lithium	0,002 bis 0,2 Milligramm/Liter
Kupfer	0,9 bis 1,5 Milligramm/Liter
Phosphor	125 bis 155 Milligramm/Liter
Silizium	0,05 bis 0,2 Milligramm/Liter
Mangan	0,1 bis 0,2 Milligramm/Liter
Chrom	0,1 bis 0,2 Milligramm/Liter
Selen	150 bis 200 Mikrogramm/Liter
Beta-Carotin	1 bis 2 Milligramm/Liter
Vitamin D	Hydroxycholeca.ciferol:
	30 bis 60 Nanogramm/Milliliter
	Dihydroxycholecalciferol:
	60 bis 120 Nanogramm/Liter
Vitamin K	200 bis 1000 Nanogramm/Milliliter
Vitamin C	20 bis 30 Milligramm/Liter
Vitamin E	20 bis 30 Mikrogramm/Milliliter
Folsäure	15 bis 25 Nanogramm/Milliliter
Vitamin B_1	40 bis 100 Mikrogramm/Milliliter
Vitamin B_2	150 bis 250 Mikrogramm/Liter
Vitamin B_6	100 bis 200 Mikrogramm/Liter
Vitamin B_{12}	500 bis 1000 Pikogramm/Milliliter

stückstisch und schuf cholesterinfreie Kunstprodukte. Die
Cholesterin-Hysterie in den USA brachte keinen Herzin-
farkt weniger ein, denn der Körper stellt 80 Prozent seines
Cholesterins selbst her. Gönnen Sie sich also ruhig Ihr
Frühstücksei – wer sich doch fürchtet, nimmt einfach den
Dotter raus.

WIE JUNG SIND SIE WIRKLICH?

Beantworten Sie folgende Fragen – ohne zu flunkern, versteht sich.

Ihre Fitness
➤ *Wie lange können Sie in der Halbhocke (als säßen Sie auf einem imaginären Stuhl) bleiben?*

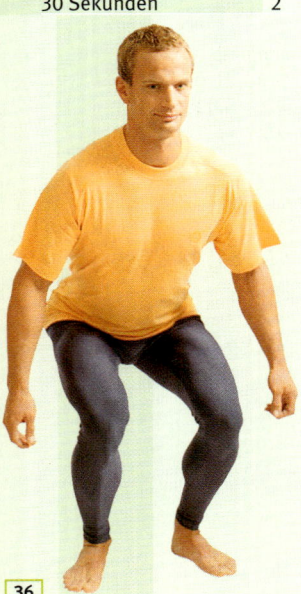

50 Sekunden	0
40 Sekunden	1
30 Sekunden	2

➤ *Stellen Sie sich mit leicht gespreizten Beinen hin. Knie durchgedrückt lassen. Erreichen Sie mit den Fingerspitzen Ihre Zehen?*

Ja, locker	0
Bis zum Knöchel	1
Bis zum Sockenrand	2

➤ *Wie oft treiben Sie Sport pro Woche?*

5- bis 7-mal leichtes Training	0
2- bis 5-mal hartes Training	1
Praktisch nie	2

Ihre Seele
➤ *Leben Sie in einer glücklichen festen Beziehung?*

Ja, seit über 2 Jahren	0
Instabile Partnerschaft	1
Nein, ich bin Single	2

➤ *Ich habe viele gute Freunde, lerne oft nette Leute kennen.*

Ja, stimme zu	0
Stimme eingeschränkt zu	1
Stimme nicht zu	2

➤ *Wie stehen Sie zu Sex?*

Ich genieße meine Sexualität	0
Mein Sexualleben ist ganz okay	1
Ich habe selten Sex, da ich Single bin oder weil es Probleme mit dem Partner gibt	2

➤ *Wie ist Ihre Grundstimmung?*

Optimistisch, gelassen	0
Zweifelnd, ungeduldig	1
Depressiv, gestresst	2

➤ *Sind Sie feinfühlig?*

Ja, ich spüre oft, was in anderen vorgeht	0
Manchmal kann ich Stimmungen erahnen	1
Nein, ich »erspüre« keine Stimmungen	2

➤ *Sind Sie mit Ihrem derzeitigen Einkommen zufrieden?*

Ja	0
Nein, aber das wird sich ändern	1
Nein, leider wird sich das nicht ändern	2

Ihre Gesundheit

➤ *Rauchen Sie?*

Nein, schon länger als 2 Jahre nicht	0
Seit kurzem nicht mehr	1
Ja	2

➤ *Gibt es schwere Stoffwechselleiden, Krebs oder Herzleiden in Ihrer Familie?*

Nein	0
Ja, 1 bis 2 Fälle in der entfernteren Verwandtschaft	1
Ja, mehr als 2 Fälle, auch unter nahen Verwandten	2

➤ *Wie oft im Jahr sind Sie erkältet?*

0- bis 2-mal	0
3- bis 4-mal	1
Öfter als 4-mal	2

➤ *Gehen Sie mindestens einmal pro Jahr zu einem umfassenden Gesundheits-Check-up?*

Ja	0
Nur alle 2 bis 3 Jahre	1
Seltener als alle 3 Jahre	2

F

➤ *Wie gehen Sie mit kleineren Beschwerden um?*

Erkältungen kuriere ich möglichst mit natürlichen Heilmitteln aus   0

Ich versuche auch kleineren Symptomen Beachtung zu schenken, aber die Arbeit geht meist vor   1

Solange ich nicht schwer krank bin, gehe ich arbeiten und nehme auch mal Antibiotika   2

➤ *Gehen Sie alle 6 Monate zum Zahnarzt?*

Ja   0

Nein, nur etwa 1-mal pro Jahr   1

Nur wenn ein Zahn wehtut   2

➤ *Wie hoch ist Ihr Blutdruck?*

120/80 oder darunter   0

130/85   1

Über 140/90   2

➤ *Wie sind Ihre Cholesterinwerte?*

Der erste Wert gibt Ihr Gesamtcholesterin im Blut in mg/dl an, der zweite das gesunde HDL-Cholesterin

Unter 200, HDL über 50   0

Über 200, HDL unter 40   1

Über 250, HDL unter 40   2

Ihre Ernährung

➤ *Wie oft haben Sie schon eine Diät gemacht?*

0- bis 3-mal. Ich halte mein Gewicht leicht   0

Ich halte mein Gewicht, aber nur durch Disziplin und ständiges Nachkontrollieren   1

Oft habe ich Diäten versucht, aber erfolglos   2

➤ *Fünfmal am Tag frisches Obst, Salat oder Gemüse (auch als Saft). Schaffen Sie das?*

Locker   0

Nein, nur 1- bis 2-mal täglich   1

Nein, weniger als 1-mal täglich   2

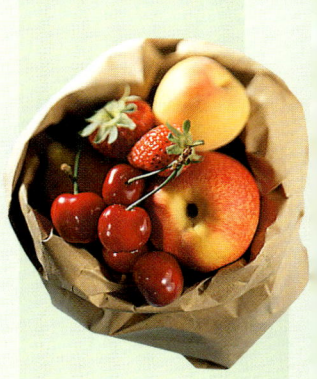

➤ *Wie oft essen Sie Fleisch und Wurst pro Woche?*

2- bis 3-mal	0
4- bis 5-mal	1
Täglich	2

➤ *Wie oft kommen bei Ihnen pro Woche Fertigge-richte auf den Tisch? Gehen Sie in die Kantine oder ins Restaurant?*

0- bis 3-mal	0
4- bis 5-mal	1
Täglich	2

➤ *Wie viel Wasser, Saft-schorle oder Kräutertee trinken Sie?*

Mindestens 3 Liter täglich	0
1 bis 2 Liter täglich	1
Weniger als 1 Liter täglich	2

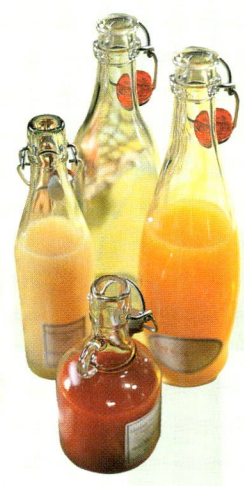

AUSWERTUNG

Zählen Sie nun Ihre Punkte zusammen.

0 bis 16 Punkte:	Sie sind um Jahre jünger, als in Ihrem Pass steht. Gratulation!
17 bis 27 Punkte:	Ihr biologisches Alter entspricht Ihren tatsächlichen Lebensjahren.
28 bis 44 Punkte:	Ihre Lebensuhr tickt zu schnell. Mit dem Forever-young-Programm können Sie sie stoppen.

G WIE GÄNSESTOPFLEBER UND GRENZPULS

Gänsestopfleber: Relikt aus meiner Zeit als Gourmet. Vor meinem zweiten Leben als Läufer bin ich mit dem Fressführer durch Europa gerast. Der Herausgeber des »Gault-Millau« hat einmal gesagt: »Es gibt in Europa niemanden, der sich mit Gänsestopfleber und Sauternes so gut auskennt wie Dr. Ulrich Strunz.« Doch mit dem Laufen wuchs mein Appetit auf Apfel – und der weckt bei mir heute die gleichen Lustgefühle wie früher die Gänsestopfleber. Das nennt man → somatische Intelligenz.

Gehirnjogging: Auch das Gehirn braucht Fitness. Mit Denksport bauen Sie ein Netz von Datenautobahnen in alle Gehirnregionen – die Grundlage für Kreativität, Schlagfertigkeit und geistigen Esprit. Siehe Test ab Seite 70

Gelenkschmerzen: Dagegen empfehle ich 3 Wochen lang Haushaltsgelatine plus Vitamin E. Mit 1 Gramm Vitamin E täglich können Sie die Entzündung lindern (zum Beispiel auch Rheuma). Dazu täglich ein 5 mal 5 Zentimeter großes Stück Blattgelatine 5 Minuten lang in kaltem Wasser einweichen. Zum Trinken in etwas heißem Tee auflösen.

Gelüste: Signal der → somatischen Intelligenz. Für Läufer gilt: unbedingt nachgeben. Ihr Körper sagt Ihnen, was er wirklich braucht.

Glucagon: Das Schlankhormon treibt die Fettmoleküle in die Muskeln zur Verbrennung. Glucagon kann seine Arbeit nur verrichten, wenn ihm kein → Insulin in die Quere kommt. Aber: Zwei Stunden nach der Mahlzeit ist der Insulinspiegel oben. Und wenn man ständig Süßes oder Weißmehl isst, den ganzen Tag. Das Fett bleibt auf den Hüften liegen.

G

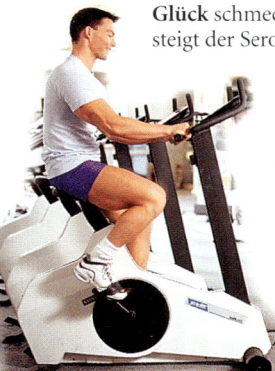

Glück schmeckt süß. Wenn man Süßes isst, steigt der Serotonin-Spiegel im Gehirn an, der Neurotransmitter sorgt für gute Laune. Kalorienfreie Glücks-bringer: Licht und Laufen. Beides kurbelt die Produktion von → Serotonin an.

Glutathion: Der Immunmeister ist die schärfste und aggressivste Waffe, die wir gegen → freie Radikale und somit gegen das → Alter besitzen. So kommen Sie an Ihr Gluta-thion: Essen Sie Eiweiß. Glutathion besteht aus den drei Aminosäuren → Cystein, Glutamat und → Glycin. Meiden Sie tierisches → Fett. Essen Sie Leben: Obst und Gemüse (vor allem Kohl) liefern Glutathion und regen zusätzlich die körpereigene Produktion an.

Gluteus maximus (Pomuskel): Den können Nachrichten in eine knackige Form bringen, die zudem in eine Hand passt. Radeln Sie auf dem Heimtrainer. Stellen Sie den Widerstand so hoch ein, dass Sie fast nur im Stehen fah-ren können. Jeden Abend 5 bis 10 Minuten, und Nach-richten formen Ihren Po.

Glycin: Natürlicher Appetitzügler. Fehlt dem Körper diese Aminosäure, schlägt er Alarm mit Heißhunger auf Süßes. Auch darum macht Eiweißmangel dick. Und: Glycin ist ein Neurotransmitter im Gehirn und beruhigt uns.

TIPP!

Essen Sie alle 4 Stunden Eiweiß – ohne Fett, so be-kommt Ihr Körper auch ausreichend von dem natür-lichen Appetitzügler Glycin.

Glykämischer Index: Er besagt, wie stark ein Lebensmittel das Dickhormon → Insulin lockt. Lebensmittel mit niedrigem glykämischen Index halten schlank, die mit hohem machen dick (siehe Tabelle unten). Vor allem dann, wenn man sie auf dem Teller mit Fett kombiniert.

MIT FETT KOMBINIEREN – ODER BESSER NICHT?

Diese Lebensmittel sollten Sie nicht mit Fett kombinieren. Sie haben einen hohen glykämischen Index und locken viel → Insulin ins Blut.

Traubenzucker	100
Weißbrot	95
Schnellkochreis	85
Popcorn	85
Cornflakes	85
Zucker (Saccharose)	75
Biskuit	70
polierter Reis, Mais	70
Graubrot	65
Dörrobst	60
Banane	60
Konfitüre	55

Diese Produkte dürfen Sie mit Fett kombinieren. Sie haben einen niedrigen glykämischen Index.

frisches Obst	15
Tomaten	15
Zitrone	15
Gemüse	15
Schokolade mit mehr als 60 Prozent Kakao-Anteil	22
Marmelade ohne Zucker	25
Kichererbsen, Linsen	30
Bohnen	30
Milchprodukte	35
Schrotbrot	35
Vollkornnudeln	40
Weizenvollkornbrot	40
frischer Fruchtsaft	40
Haferflocken, Vollreis	50
Vollkornmüsli ohne Zucker	50
Pasta	50

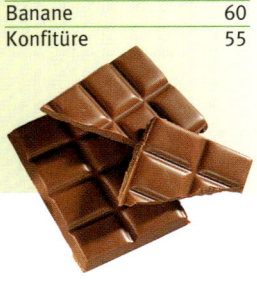

G

Grenzpuls: Jeder Mensch hat seinen Grenzpuls, und diesen finden Sie in keiner Tabelle. Er ist das Geheimnis derer, die unendliche Ausdauer zeigen, im Sport wie am Verhandlungstisch, das Geheimnis der Erfolgreichen: Sie trainieren nicht nach einer Formel (180 minus Lebensalter), sondern unter ihrem individuellen Grenzpuls – dem Puls der Adler, im → aeroben Bereich, im Sauerstoffüberschuss.

Und so wird er ermittelt: Der Sportmediziner misst per → Laktat-Test, bei welchem Puls Sie von Fett- auf Kohlenhydratverbrennung umschalten. Er liegt etwa bei → Laktat 4 Millimol/Liter. Dort – am Grenzpuls – wird vom Muskel gerade so viel Laktat produziert, wie der Körper wegschaffen kann. Diesen Puls sollten Sie nie überschreiten.

Wie Sie ihn aufspüren? Es trennen Sie nur wenig Pulsschläge vom Glück. Sagen wir bei 140 Schlägen verbrennen Sie Fett. Bei 142 schon Kohlenhydrate. Laufen Sie also anfangs 10 Schläge unter Ihrem Grenzpuls. Denn sobald eine kleine Steigung kommt, schnellt Ihr Puls nach oben. Nach vier Wochen kennen Sie Ihren Puls besser, können sich näher an den Grenzpuls herantasten. Kurz unter dem Grenzpuls laufend, tanken Sie den maximalen Erfolg (siehe »Grenzpuls – so spüren Sie ihn auf« ab Seite 44).

TIPP!

Wenn Sie ein bisschen länger laufen, werden Sie Ihren Grenzpuls spüren – als den Puls, bei dem das Laufen zum Fliegen wird. Denn dieser Puls ist ein Gefühl.

Grüner Tee: Täglich 2 bis 4 Tassen beugen Krebs vor und halten jung. Grund: Katechine schützen die Zellen vor freien Radikalen – 100-mal stärker als → Vitamin C, 25-mal stärker als Vitamin E und doppelt so wirksam wie Rotwein.

Erst wenn Sie Ihren Grenzpuls kennen, ernten Sie laufend das Optimum an Fettabbau, Wohlbefinden, Gesundheit. Je näher Sie an Ihrem Grenzpuls trainieren, desto effektiver ist Ihr Training. Wichtig ist in diesem Zusammenhang der Laktatwert. Für die meisten Menschen liegt bei → Laktat 4 die Grenze zwischen effektivem Laufen und unergiebigem Abstrampeln.

TIPP!

Trainieren Sie nie über Ihrem Grenzpuls. Sie verbrennen null Fett, zerstören Ihr Immunsystem und locken alt machende Stresshormone.

Gilt Laktat 4 für alle Menschen?

Nein. Aber für 7 von 10. Manche können mit 5,2 Millimol/Liter Laktat im Blut auch diese Menge genauso schnell abbauen wie produzieren. Und andere Menschen vertragen nur 3,6 Millimol/Liter, und dann reagiert der Körper sauer. Doch das spürt man mit der Zeit: Wenn Sie Ihren Grenzpuls zu hoch ansetzen, werden Sie beim Laufen keuchen und fühlen sich erschöpft.
Im Laufe der Zeit verschiebt sich durch das Training die Schwelle. Hochleistungssportler haben ihren Grenzpuls etwa bei Laktat 2. Deshalb machen sie auch alle 6 Wochen einen Laktat-Test.

Rechnerisch den Grenzpuls ermitteln

Sie möchten keinen → Laktat-Test machen? Dann spüren Sie Ihren Grenzpuls doch mit der Formel auf, die der Kölner Sportwissenschaftler Dr. Dieter Lagerstrom 1997 entwickelt hat. Dafür brauchen Sie einen Taschenrechner.

FORMEL FÜR DEN GRENZPULS

Trainingsherzfrequenz =
RHF + (220 − $^3/_4$ LA − RHF) × X

RHF ist Ihr → Ruhepuls
LA ist Ihr Lebensalter
X ist Ihr Trainingszustand
➤ Untrainierte/Laufanfänger:
X = 0,60 bis 0,65
➤ Mittelmäßig Fitte:
X = 0,65 bis 0,70
➤ Wettkampferfahrene Läufer:
X = 0,70 bis 0,75
➤ Ihr persönlicher Trainings-
zustand (X): _____

Ein Rechenbeispiel: Sie sind ein 40-
jähriger Laufanfänger (X = 0,6), Ihr Ruhepuls beträgt 72. Dann berechnen Sie erst einmal das in
der Klammer (runden Sie die Stellen nach dem Komma
immer auf oder ab) und erinnern Sie sich dabei an die
alte Schulregel: Punkt vor Strich.

Trainingsherzfrequenz = 72 + (220 − 30 − 72) × 0,6
= 72 + 118 × 0,6 = 72 + 71 = 143

Mit diesem Wissen richtig trainieren

Bei dem Beispiel oben sollten Sie unter dem Grenzpuls
von 143 trainieren. Ertasten Sie jeden Morgen vor dem
Aufstehen Ihren Ruhepuls und berechnen Sie die Trai-
ningsherzfrequenz für diesen Tag.
➤ Als Anfänger trainieren Sie 10 Schläge unter dem
Grenzpuls.
➤ Nach 4 Wochen tasten Sie sich laufend näher an den
Grenzpuls heran.

H WIE HAWAII UND HERZSCHUTZ-COCKTAIL

Hämoglobin, der Chauffeur jugendlicher Frische, transportiert Sauerstoff von der Lunge zu den Organen. Je mehr Sauerstoff in die Zellen flutet, desto besser arbeiten Muskeln, Gehirn und Herz, desto frischer und jugendlicher fühlen wir uns. Gewinner sind Männer mit einem Hämoglobin-Spiegel über 16 Gramm/Deziliter und Frauen über 14 Gramm/Deziliter. Lassen Sie ihn beim Arzt messen.

Harvard-Step-Test: Dieser Ausdauertest ist ein Instrument zur Kontrolle der Fitness. Siehe Seite 8

Hawaii: Meine Lieblingsinsel im Pazifischen Ozean. Jeden Oktober ist dort der → Triathlon.

Heavy-Duty-Training: Muskeln wachsen nicht durch Zeit, sondern durch Intensität. Das Training im Fitness-Studio ist kurz, aber hart. Nur zwei Mal in der Woche eine halbe Stunde reicht für alle großen Muskelgruppen: Beine, Po, großer Rückenmuskel, Brust, Schultern, Arme, Bauch, unterer Rücken. Das Geheimnis dahinter: Die letzte Wiederholung ist heavy, also hart. Das Gewicht ist so hoch eingestellt, dass man nicht mehr als acht Wiederholungen schafft. Man muss den Muskel reizen, nur dann wird er sich verändern – wachsen oder stärker werden.

Herz: Unser Lebensmotor schlägt $4^1/_2$ Milliarden Mal im Laufe eines 120-jährigen Lebens und pumpt Blut von den großen Arterien in die kleinsten Kapillaren. Es schlägt umso länger, je sauberer die Blutgefäße, je niedriger der Ruhepuls. Also laufen Sie los.

Herzfrequenz: Sie zeigt Ihren Fitness-Status an. Je fitter Sie werden, desto niedriger wird Ihr Ruhepuls, desto

H

höher Ihr Maximalpuls und desto schneller sinkt Ihr Puls nach der Belastung ab. Siehe auch → Pulsuhr.

Herzschutz-Cocktail: → Vitamin C, → Vitamin E, → Folsäure, → Magnesium, → Q10, → Selen und → Beta-Carotin mindern das Infarktrisiko. Tagesbedarf: siehe → Vitalstoffe

Histidin gibt biologischen Rückenwind. Diese → Aminosäure braucht der Körper, um den roten Blutfarbstoff zu bilden. Das heißt: Je mehr Histidin, desto leistungsfähiger der Mensch – körperlich und mental. Histidin reguliert Zellwachstum und Regeneration, also Jugend.

TIPP!

Eiweißreiche Ernährung versorgt Sie täglich mit 5 bis 9 Gramm Histidin.

Homocystein: Ein Stoff, der Kerben in Blutgefäße schlägt, zu Arteriosklerose, Herzinfarkt und Schlaganfall führt. Gefährlicher als → Cholesterin, aber leicht zu entschärfen: mit → Folsäure. Täglich 400 Mikrogramm Folsäure und dazu Vitamin B_6 und B_{12} halten das Herz gesund.

Hormone halten jung, gesund, aktiv, leistungsfähig, sind Botenstoffe der Euphorie, der Lust – und körpereigene Waffen im Kampf gegen das Alter.

Hühnersuppe: Oma hat schon wieder Recht. Einige Löffel Hühnerbrühe wirken gegen Schnupfen und Halsschmerzen. Sie enthält den Eiweißstoff → Cystein. Der schützt die Schleimhäute vor Giften, Bakterien und Viren, beflügelt das Immunsystem. Und bremst altersbedingten → Muskelschwund. Grund genug, zweimal die Woche Hühnersuppe zu löffeln.

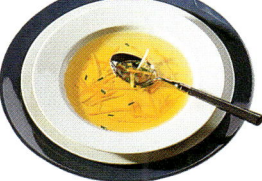

HERZ-KREISLAUF-TEST

WIE STEHT ES UM IHREN LEBENSMOTOR?

Muten Sie Ihrem Herz manchmal ein bisschen zu viel zu?
Oder sorgen Sie dafür, dass es lange, glücklich vor sich hin
schnurrend, für Sie schlagen wird?

➤ *1. Sind Sie über 55
(Frauen)/über 45 (Männer)?*
Ja   1

➤ *2. Rauchen Sie?*
Weniger als 30 Zigaretten 1
Mehr als 30 Zigaretten
pro Tag   2

➤ *3. Sie haben früher mehr
als 30 Zigaretten am Tag
geraucht. Wann haben Sie
aufgehört?*
Vor weniger als 10 Jahren 1
Vor mehr als 10 Jahren   0

➤ *4. Nehmen Sie die Pille,
rauchen gleichzeitig, haben
einen erhöhten Blutdruck
und sind*
zwischen 30 und 40?   1
älter als 40?   2

➤ *5. Arbeiten Sie vorwie-
gend im Sitzen und machen
Sie wenig Ausdauersport
(Kardiotraining im Studio,
Ultraleicht-Lauf, Walken,
Schwimmen, Radfahren)?*
Ja   2

➤ *6. Arbeiten Sie oft ange-
spannt, unter Zeitdruck?*
Ja   1

➤ *7. Errechnen Sie Ihren
→ Body Mass Index. Liegt er*
über 25, aber unter 30?   1
über 30?   2

➤ *8. Achten Sie auf Ihre
Herzschutzvitamine Fol-
säure, Vitamin C, E, Beta-
Carotine und Magnesium?*
Nein   2

➤ *9. Essen Sie wenig Obst
und Gemüse und trinken
selten Tee?*
Ja   2

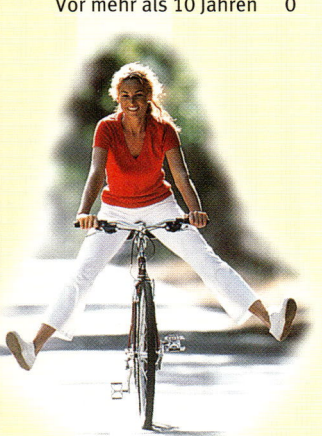

H

➤ *10. Essen Sie mindestens 2-mal in der Woche Seefisch?*
Nein   2
➤ *11. War Ihr Blutdruck in den vergangenen 2 Jahren* erhöht
(über 165/95 mmHg)?   1
stark erhöht
(über 180/105 mmHg)?   2
➤ *12. Kennen Sie Ihren Cholesterinspiegel? Ist LDL höher als 130 Milligramm/ Dezliliter? Oder HDL-Cholesterin weniger als 40 Milligramm/Deziliter?*
Ja   2

➤ *13. Leiden Sie unter Diabetes (Typ 1 oder 2)?*
Ja   1
➤ *14. Hatten Verwandte bereits vor dem Alter von 65 einen Herzinfarkt oder Schlaganfall?*
Ja   1

Achtung:
➤ *15. Spüren Sie öfter ein kurzes Stechen in der Herzgegend?*   Ja
➤ *16. Kommen Sie schnell aus der Puste?*   Ja

AUSWERTUNG

Hochrisiko: Wenn Sie mehr als 7 Punkte haben, ist Ihr Herz starken Belastungen ausgesetzt. Reduzieren Sie Ihre Risikofaktoren: Nehmen Sie ab, fangen Sie an zu laufen und rauchen Sie weniger. Und: Haben Sie die letzten beiden Fragen mit Ja beantwortet, gehen Sie bitte zum Arzt.

Leichtes Risiko: Zwischen 3 und 6 Punkten ist Ihr Herz-Kreislauf-Risiko leicht erhöht. Behalten Sie die kritischen Faktoren im Auge. Falls Sie die Fragen 15 oder 16 mit Ja beantwortet haben, sollte Ihr Arzt einen Herz-Check machen.

Niedriges Risiko: Ihr Herz ist in einem Top-Zustand und wird ewig für Sie schlagen, wenn Sie 2 Punkte oder weniger gezählt haben – Glückwunsch.

I WIE IMMUNCOCKTAIL UND ISODRINK

Immuncocktail: Einmal Multivitaminpulver täglich verbessert die Schlagkraft Ihres Immunsystems um 64 Prozent. Das Immunsystem braucht vor allem B-Vitamine, Beta-Carotin, Vitamin E, C, Chrom, Selen, Zink. Tagesbedarf: siehe → Vitalstoffe

Immunsystem: 1,5 Kilogramm Eiweiß, die jung halten, gesund und fröhlich. Immunzellen bringen nicht nur Krankheitserreger zur Strecke, sondern produzieren auch noch → Endorphine, die körpereigenen Opiate, die glücklich machen.

Insulin: Hormon der Bauchspeicheldrüse, das den Blutzucker reguliert. Kommt über den Darm Zucker ins Blut, schwärmt Insulin aus, schickt den Zucker zur Verbrennung in die Zellen. Auch als »Dickhormon« bezeichnet, weil die moderne schlechte Ernährung mit viel Zucker und Weißmehl (hoher → glykämischer Index) den Hormonspiegel ständig hoch hält. Und solange Insulin im Blut ist, bleibt das Fett in den Fettzellen eingesperrt.

Insulin-Resistenz: Insulin schwimmt im Blut, die Zellen hören aber nicht auf das Hormon. Der Zucker bleibt im Blut, zerstört Gefäße, Nerven und Organe. Man spricht von »Altersdiabetes«. Zuckerkranke haben oft zu wenig → Chrom im Blut. Führt man dem Körper Chrom zu, baut es die Insulin-Resistenz ab, die Körperzellen reagieren wieder auf → Insulin.

Interleukin-4: Das ist der Stoff, der nach dem Essen müde macht. Mit Interleukin reagiert Ihr Körper auf Essen, das er nicht kennt, etwa so, wie er auch auf eine Verletzung reagiert: Das Immunsystem kämpft dagegen an, setzt Interleukin frei, das dringt ins Gehirn, macht müde. Das ist auch der Grund, warum Fertigprodukte müde machen – und Obstsalat nicht.

Internet-Adressen für Läufer. Hier surfen Sie zu den interessanten Läufer-News:
www. Marathon.de
www. Lauftreff.de
www. Runnersworld.com
www.runtheplanet.de
www.orientierungslauf.de

Intervall-Training: Bauen Sie in Ihren → Ultraleicht-Lauf immer wieder 7-Sekunden-Sprints ein. 1 Minute laufen, 7 Sekunden sprinten. Nicht länger, nicht kürzer. Sie verbrennen mehr Fett, und der Tanz der Hormone lässt Sie fliegen – und das den ganzen Tag.

Isodrink: Er lässt die Leistung absaufen. Statt den Körper mit Mineralstoffen zu verwöhnen, scheidet man mit schlechten isotonischen Getränken mehr Wasser und Mineralstoffe aus. Oft sind sie auch unvollkommen dosiert, das führt zu Leistungsabfall.

TIPP!

Die natürliche Alternative zum Isodrink: die gute, alte → Apfelschorle.

Isoleucin wappnet gegen Stress. Diese Aminosäure fördert die Verwertung anderer Eiweißbausteine aus der Nahrung. Isoleucin ist wesentlich für muskuläre Ausdauer und arbeitet als gehirnaktive Aminosäure. Es bildet die Gehirnbotenstoffe, die gegen → Stress schützen. Der Grund, warum Menschen mit einem → Eiweißspiegel von 8 Gramm/Deziliter keinen Stress kennen.

J wie Jod und Jogging

Jod macht aktiv, schmilzt Pölsterchen weg. Jodmangel macht müde und dick, weil nicht genug vom → Schilddrüsenhormon Thyroxin, dem Zündfunken der Fettverbrennung, gebildet wird. Darum sind Asiaten oft schlank: Weil sie Meeresalgen wie wir Kartoffeln essen. In Algen steckt 1000-mal mehr Jod als in jedem anderen Lebensmittel.

Tipp!

Deutschland ist Jodmangelgebiet. Essen Sie Seefisch, verwenden Sie jodiertes Speisesalz, lassen Sie sich von Ihrem Arzt die Schilddrüsenwerte bestimmen.

Jogging: Wenn man es richtig macht, ein fliegendes Lächeln auf Schuhen mit Profil. Siehe → Ultraleicht-Lauf

Tipp!

Wenn Sie mit Joggingpartner laufen möchten, wenden Sie sich an den Deutschen Leichtathletik-Verband, Postfach 10 04 63, 64204 Darmstadt, Tel. 0 61 51/77 08 52. Der kennt Lauftreffs in ganz Deutschland und versendet Informationsbroschüren zum Walken und Laufen. Und Personal Trainer gibt's unter www.strunz.com

Jogging-Jacke: Wird es draußen ungemütlich kalt? Kaufen Sie sich eine atmungsaktive, wind- und regendichte Multifunktionsjacke mit Kapuze und abtrennbaren Ärmeln. Dann hält Sie die Weste auch in der Übergangszeit davon ab, das Wetter als Ausrede zu benutzen. Ideal für regnerische Sommertage: »Pack-away-Jacken«. Kommt die Sonne raus, kann man sie zusammengefaltet in ein Hüfttäschchen stecken. Hab ich beim Laufen und Radeln dabei.

Jo-Jo-Effekt: Das Ergebnis falscher Diäten. Pfunde wuchern, gipfeln nach jeder Diät in noch höherem Gewicht.

K WIE KRAFT UND KOKAINKÄSTCHEN

Kalium: Mit einem hohen Kaliumspiegel im Blut strahlen Sie Ruhe aus. Das Mineral senkt den Blutdruck, wirkt entspannend. Da Kalium auch die Kontraktionsfähigkeit der Muskeln stärkt, ist es ein wichtiges Herzmineral. Mangel führt zu Muskelschwäche und Apathie. Gute Quellen: Gemüse und Obst.

Katabol heißt Eiweiß abbauend. Also, wenn sich der Körper selbst zerstört. Katastrophale Folge des Stresshormons → Cortisol.

Kieselerde bremst das Altern. Der Naturstoff, aus dem die Schönheit ist, stärkt das Bindegewebe, kräftigt Haare, Nägel, Knochen, regt Stoffwechsel und Hormonproduktion an. Dahinter verbirgt sich das Mineral Silizium. Kieselerde gibt's in der Apotheke.

Kohlenhydrate hat der Herrgott in alles gesteckt, was gesund ist: Obst, Gemüse, Getreide. Damit das Gehirn auch immer genug Nachschub hat, denn es ernährt sich nur von Zucker. Doch vor ein paar hundert Jahren hat ihm der Mensch ins Handwerk gepfuscht. Haushaltszucker und Weißmehl in alles gesteckt, was die Industrie für den Gaumen produziert. Cola und Kekse, Kuchen und Essiggurken, Saucen und Süßigkeiten, Brot und sogar Wurst. Das dicke Ende: Übergewicht, Arteriosklerose, Diabetes und schnelles Altern (siehe → Insulin, → glykämischer Index).

Kokainkästchen: Das hat jeder im Bauch. Es bleibt oft ein Leben lang geschlossen. Es öffnet sich nur, wenn man es mit Sauerstoff ölt. 30 Minuten oder ein bisschen länger locker, lächelnd läuft. Das ist Glück.

Körper, neu: In zwei Jahren ein völlig neuer Mensch werden – jung, frisch, vital und glücklich –, das geht. Denn der Körper baut sich in zwei Jahren praktisch völlig neu auf (bis auf das Gehirn). Wenn Sie Ihrem Körper die guten lebenswichtigen Vital- und Nährstoffe geben, werden Sie ein Wunder erleben. Und darauf müssen Sie nicht einmal lange warten. Sie spüren, wie Ihnen von Tag zu Tag allmählich Flügel wachsen.

Körpertuning: Ab 30 geht's bergab? Nein. Es gibt einen Pfeil nach oben im Leben, den nennen wir Leistungsmaximierung. Wie geht das? Tunen Sie Ihren Körper. Gehen Sie zum Arzt und lassen Sie Ihre → Frohwerte bestimmen, Eiweiß, Vitalstoffe, Hormone. Dann füllen Sie die Depots auf, und plötzlich spüren Sie, wie Höchstleistung etwas Normales wird.

Kraft: Kennen Sie den Unterschied zwischen einem 2- und einem 12-Zylinder? Beim 2-Zylinder, dem immobilen Sesselhocker, sind die Muskeln verkümmert. Und von diesen müden Schlaffis sind ohnehin nur 30 Prozent aktiv. Das heißt also, 70 Prozent jedes Muskels schlafen, liegen brach, arbeiten nicht für Gesundheit, Jugend, Lebensenergie. Der Weg zum 12-Zylinder, zum kraftstrotzenden, dynamischen Gewinner im Leben: Laufen Sie! Laufend wecken Sie 70 Prozent Ihrer Muskulatur. Wer mehr will, 100 Prozent, macht zusätzlich noch 1 Stunde Muskeltraining »light« pro Woche.

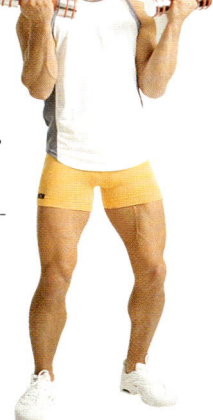

Kreatin: Der Eiweißstoff hilft den Muskeln beim Zusammenziehen, macht sie leistungsfähiger. Kreatin hilft aber nur dem, der sich wirklich anstrengt: Denn es baut nur diejenigen Muskeln auf, die trainiert werden. Achtung: Eine Langzeitaufnahme von Kreatinpräparaten macht die Niere kaputt.

TIPP!

Auf die richtige Dosis kommt es an: Studien zeigen, eine Woche lang 2,5 bis 5 Gramm Kreatin pro Tag (3- bis 4-mal pro Jahr) verbessern die Leistung. Die besten Kreatin-Tankstellen: Fleisch, Fisch, Apotheke.

Kritiker: Nur Verlierer kritisieren, Gewinner lächeln und loben. Sportler wissen das.

Kupfer: Der Mineralstoff macht Leistung, Ausdauer, geistige Frische und Power erst möglich: Am Aufbau der roten Blutkörperchen maßgeblich beteiligt, versorgt es jede einzelne Zelle mit Sauerstoff. Kupfer gilt auch als Forever-young-Element, weil es ein Enzym aktiviert, das die Lebensdauer jeder Körperzelle bestimmt. Gute Quellen: Nüsse, Samen, Muscheln, Weizenkleie, Käse.

Vitamin K: Als Körperfeuerwehr springt das Retter-Vitamin bei einer Verletzung ein. Es kurbelt in der Leber die Bildung von Gerinnungsfaktoren an. Vitamin K hat seine Hauptfunktion in der Blutgerinnung und Wundheilung, arbeitet im Knochenstoffwechsel mit und sorgt für Vitalität und hohes Alter. Mangelsymptome: blutende, schlecht heilende Wunden, Müdigkeit.

TIPP!

Vitamin K steckt in grünem Blattgemüse, Kohl, Haferflocken, Käse, Tomaten und Milchprodukten.

KRAFT-TEST

Sie haben 640 Muskeln, die Sie jung halten und Ihnen helfen, kraftvoll durchs Leben zu sprinten. Nur, wie ist es um Ihr Forever-young-Organ bestellt? Testen Sie selbst.

Das sollten Sie beachten

➤ 1. Vorher aufwärmen! Laufen Sie 5 Minuten auf der Stelle und lassen Sie Ihre Arme kreisen. Die Muskulatur ist dann gut durchblutet, das Verletzungsrisiko gering.

➤ 2. Muskeln fordern. Nach dem Aufwärmen können Sie die Tests auf den folgenden Seiten durchführen. Aber lassen Sie zwischen den Tests immer eine Erholungspause von etwa 2 Minuten.

➤ 3. Erfolge notieren. Die Ergebnisse aller Tests können Sie in die Tabelle eintragen. Zum Schluss berechnen Sie Ihr durchschnittliches biologisches Alter – Ihre Muskelkraft.

➤ Test 1: Wie fest stehen Sie im Leben?

Lehnen Sie sich mit dem Rücken an eine Tür oder an eine Wand. Verschränken Sie die Arme vor der Brust. Gehen Sie so weit in die Hocke, dass die Oberschenkel waagerecht sind. Ober- und Unterschenkel bilden einen rechten Winkel. Die Füße sind etwa 40 Zentimeter von der Wand entfernt. Stoppen Sie, wie lange Sie diese Position halten können. Wichtig: Vergessen Sie das Atmen nicht. Es wird mit der Zeit ganz schön anstrengend.

AUSWERTUNG BEINKRAFT

HALTEDAUER IN SEKUNDEN	BIOLOGISCHES ALTER
› 100	25 Jahre
81 bis 100	35 Jahre
61 bis 80	45 Jahre
41 bis 60	55 Jahre
25 bis 40	65 Jahre
‹ 25	75 Jahre

Ist Ihr biologisches Alter bei diesem Test höher als Ihr kalendarisches oder wollen Sie einfach jünger werden, so können Sie diesen Test als Training einsetzen: Machen Sie die Übung 3-mal hintereinander, und das 3-mal in der Woche. Nach etwa 3 Wochen werden Sie feststellen: Sie haben Ihre biologische Uhr schon ein Stück zurückgedreht.

►Test 2: *Wie knackig ist Ihr Po?*
Rückenlage, Beine anstellen. Die Füße stehen geschlossen nebeneinander. Becken abheben, bis Rumpf, Gesäß und Oberschenkel eine Gerade bilden. Linkes Bein strecken, so dass beide Knie auf einer Höhe sind. Gesäß absenken bis kurz vor den Boden – und dann wieder hochheben, bis die Hüfte gestreckt ist. Zählen Sie, wie viele Wiederholungen Sie schaffen. Die Bewegungen langsam und sauber ausführen. Für einmal auf und ab sollten Sie etwa 2 Sekunden brauchen. Test nach 1 Minute Pause mit dem anderen Bein wiederholen. Addieren Sie beide Werte, dann teilen Sie die Summe durch 2.

AUSWERTUNG GESÄSSMUSKEL

| WIEDERHOLUNGEN | | BIOLOGISCHES |
FRAUEN	MÄNNER	ALTER
› 20	› 25	25 Jahre
16 bis 20	21 bis 25	35 Jahre
11 bis 15	16 bis 20	45 Jahre
7 bis 10	11 bis 15	55 Jahre
3 bis 6	5 bis 10	65 Jahre
‹ 3	‹ 5	75 Jahre

Führen Sie die Testübung 3-mal in der Woche aus. Belasten Sie im Wechsel jedes Bein 2- bis 3-mal. Diese Übung kräftigt Ihren Gesäßmuskel, strafft den Po – und stärkt die Rückenmuskulatur.

►Test 3: *Können Sie kraftvoll zudrücken?*

In Liegestütz-Stellung auf den Boden begeben. Arme sind zunächst gestreckt, Hände stehen unter den Schultern, und die Finger zeigen nach vorn. Frauen machen Halbliegestütze. Dabei stützen Sie sich auf den Knien und Händen auf. Männer führen richtige Liegestütze aus: Füße aufstellen, und die Knie schweben in der Luft. Arme langsam beugen, bis die Brust fast den Boden erreicht, dann Körper hochstemmen, Arme wieder vollständig strecken. Machen Sie so viele Wiederholungen, bis die Arme versagen, und zählen Sie die Anzahl der Wiederholungen. Achten Sie auf eine fließende Atmung und spannen Sie bewusst den Bauch an, damit Sie nicht im Hohlkreuz durchhängen.

Um Ihre Arm-, Brust- und Schultermuskulatur zu stählen, führen Sie regelmäßig die Testübung durch. Machen Sie drei Durchgänge Liegestütz wie beschrieben. Und das Ganze 3-mal in der Woche. Schon nach kurzer Zeit werden Sie feststellen, dass Ihre Arme kräftiger werden und sich Ihre Brust strafft. Dann stemmen Sie das Leben mit links.

AUSWERTUNG ARMKRFT

WIEDERHOLUNGEN		BIOLOGISCHES
FRAUEN	MÄNNER	ALTER
› 15	› 20	25 Jahre
12 bis 15	16 bis 20	35 Jahre
8 bis 11	12 bis 15	45 Jahre
5 bis 7	8 bis 11	55 Jahre
2 bis 4	5 bis 7	65 Jahre
‹ 2	‹ 5	75 Jahre

►Test 4: *Was hält Ihr Kreuz aus?*

Legen Sie sich auf den Bauch. Die Beine sind ausgestreckt.
Die Arme liegen in »U-Halte« seitlich neben dem Körper.
Das rechte Bein vom Boden abheben, den linken Arm
weit nach vorn ausstrecken und anheben. Nun den Oberkörper lüpfen, so dass sich das Brustbein vom Boden entfernt, aber nur so weit, dass Sie nicht ins Hohlkreuz
gehen. Kopf nicht in den Nacken nehmen. Das heißt, der
Blick bleibt Richtung Boden. Atmen nicht vergessen.
Stoppen Sie, wie lange Sie die Stellung halten können, bis
die Rückenmuskeln kapitulieren. Nach 1 Minute Pause ist
die andere Seite dran. Addieren Sie die beiden Werte und
teilen Sie die Summe durch 2.

AUSWERTUNG RÜCKENMUSKULATUR

HALTEDAUER IN SEKUNDEN	BIOLOGISCHES ALTER
› 100	25 Jahre
81 bis 100	35 Jahre
61 bis 80	45 Jahre
41 bis 60	55 Jahre
20 bis 40	65 Jahre
‹ 20	75 Jahre

Eine gute Rückenmuskulatur hält Ihre Wirbelsäule jung. Sie bleiben verschont von Rückenschmerzen und Abnutzungserscheinungen.

Diese Testübung eignet sich ausgezeichnet, um Ihre Rückenmuskeln zu trainieren. Damit Sie aufrecht mit starkem Rückgrat durch das Leben gehen. Trainieren Sie beide Seiten 2- bis 3-mal im Wechsel bei einer Haltedauer von 20 bis 30 Sekunden.

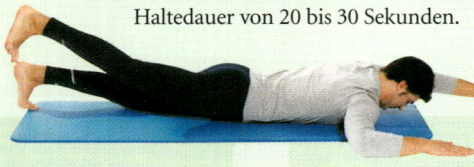

▶ Test 5: *Wie nah sind Sie dem Waschbrettbauch?*

Legen Sie sich auf den Boden. Beine aufstellen. Legen Sie die Hände an den Hinterkopf und drücken Sie die Ellenbogen nach hinten. Rollen Sie Kopf und Oberkörper ein und kommen Sie so weit es geht nach vorn oben. Die Lendenwirbelsäule bleibt dabei am Boden. Machen Sie beim Zurückgehen keine Pause: Heben Sie, kurz bevor Sie die Unterlage erreichen, den Oberkörper zum nächsten Sit-up. Wie viele schaffen Sie? Achten Sie auf langsame (für einmal auf und ab 2 Sekunden), korrekte Ausführung.

AUSWERTUNG BAUCHMUSKULATUR

WIEDERHOLUNGEN		BIOLOGISCHES
FRAUEN	MÄNNER	ALTER
› 25	› 30	25 Jahre
20 bis 25	24 bis 30	35 Jahre
15 bis 19	19 bis 23	45 Jahre
11 bis 14	14 bis 18	55 Jahre
7 bis 10	10 bis 13	65 Jahre
‹ 7	‹ 10	75 Jahre

Meldet sich bei diesem Test Ihre Bauchmuskulatur schon nach wenigen Wiederholungen mit einem unangenehmen Ziehen? Dann will sie Ihnen sagen: Es ist höchste Zeit, etwas zu tun! Wenn Sie diese Übung regelmäßig 3-mal die Woche 3-mal ausführen, haben Sie über kurz oder lang einen Waschbrettbauch. Je nach Ausgangsmasse.

Ihre Bauchmuskulatur ist nicht nur ästhetischer Blickfang in der Freibadsaison, sondern stabilisiert auch die Wirbelsäule. Wer unter Rückenschmerzen leidet, sollte unbedingt auch die Bauchmuskeln stärken.

K

GESAMTAUSWERTUNG

Addieren Sie Ihre Ergebnisse der einzelnen Tests auf den Seiten 56 bis 60. Die Summe teilen Sie durch 5.

Test 1
Test 2
Test 3
Test 4
Test 5

Summe   : 5 =

Nun wissen Sie, ob Ihr biologisches Alter der Zahl entspricht, die in Ihrem Pass steht – oder ob Sie Ihr Forever-young-Organ viel jünger macht. Oder vielleicht noch ein bisschen Zuwendung braucht.

TIPP!

Haben Sie bei einigen Kraft-Tests schlecht abgeschnitten? Dann fangen Sie an, es ist nie zu spät. Legen Sie sich einen Muskelpanzer gegen das Altern zu. Laufen Sie – und bauen Sie die Testübungen in Ihr Leben ein.

L WIE LÄCHELN UND LAUFEN

Lächeln: Das ist der kürzeste Weg zwischen zwei Menschen. Und ein Werkzeug des Friedens: Ein Lächeln entschärft Konflikte, verhindert Aggressionen, weckt Vertrauen. Ein Lächeln belohnt den ganzen Körper. Es sendet über die Wangenmuskulatur Signale direkt ins Zwischenhirn und löst dort ein Wohlgefühl aus. Im Grunde verstehe ich nicht, warum Menschen dieses einfache, natürliche Stück Glück nur selten für sich beanspruchen – für sich und andere. Lächeln steckt an.

Laktat: Milchsäure. Die entsteht, wenn Sie hecheln, keuchen, schwitzen. Wenn Ihr Muskel sich aus dem falschen Energietank bedient und bei Sauerstoffnot Kohlenhydrate statt Fett verbrennt, entsteht Milchsäure. Der stärkste Müdemacher, den wir kennen.

Laktat 4: Die magische Grenze zwischen ewiger Ausdauer und bleierner Müdigkeit. Steigt der Laktatwert im Blut über 4 Millimol/Liter, sind Sie umsonst gelaufen. Außer Sie sind Berufssportler. Aber das ist eine andere Geschichte.

Laktat-Test: siehe → Vital-Check-up, Seite 92

Laufen: Die Füße federn über Morgentau, Muskeln werden warm, streifen die Schwere der Nacht ab. Sauerstoff durchflutet 70 Billionen Körperzellen, jeder Schritt lockert den Geist, räumt im Kopf auf, bis die Gedanken fliegen.

Ein Kokainkästchen öffnet sich im Bauch, übersprudelt den Körper mit Fröhlichkeit. Das ist Laufen (siehe auch → Ultraleicht-Lauf).

Läuferknie: Wer das Laufen übertreibt, riskiert, dass sich der Knorpel unter der Kniescheibe (Patella) auflöst. Das Knie knirscht, kracht, schmerzt. Ursache: Meist eine Fehlstellung des Fußes oder eine von Geburt an deformierte Kniescheibe.

BITTE BEACHTEN!

Was tun, wenn es schon zum Läuferknie gekommen ist? Ein Sportorthopäde bringt das Knie in die richtige Stellung durch eine Einlage. Physiotherapie kräftigt die Muskeln. Entzündete Gelenke müssen medikamentös behandelt werden.

Laufreflex: Sie setzen sich morgens völlig automatisiert hin, köpfen das Ei, müssen sich dazu weder aufraffen noch überreden. Sie haben einen Frühstücksreflex. Genau so einen Reflex brauchen Sie für das Laufen. Das geht ganz, ganz einfach: Laufen Sie 4 Wochen lang jeden Morgen um die gleiche Zeit.

TIPP!

Wie Sie zu einem Laufreflex kommen? Praktisch geht das so: Sie kaufen sich ein paar Laufschuhe, stellen sie sich abends neben das Bett, rumpeln früh hoch, fallen in die Schuhe, erschrecken fürchterlich und laufen los. Wichtig: Sie dürfen sich nicht erst die Zähne putzen oder gar duschen. Denn das kostet etwa 12 Minuten, und in dieser Zeit fallen Ihnen garantiert ein Dutzend Ausreden ein, warum Sie gerade heute, zufällig, ausnahmsweise keine Zeit zum Laufen haben. Sie werden sehen: Nach 4 Wochen gehört das Laufen, wie das Atmen, zu Ihrem Leben.

Laufschuhe: Anfänger achten auf gute Dämpfung und hohe Stabilität. Vor allem, wenn man noch über die Ferse abrollt und noch ein paar Kilo zu viel auf den Rippen hat. Fortgeschrittene, die zunehmend 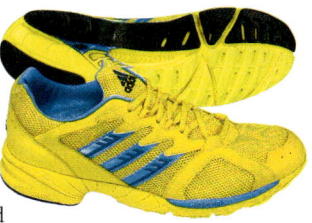 auf dem Vorfuß laufen, schlüpfen in Schuhe mit etwas weniger Fersendämpfung und etwas weniger Stabilität, die leichter sind. Profis laufen im Fliegengewicht, dem Wettkampfschuh. Der sich wie ein Handschuh an den Fuß schmiegt.

Die Philosophie: Man startet mit dem gut gedämpften Schuh, arbeitet sich langsam durch Gewichtsreduktion und Verbesserung der Lauftechnik hin zum Vorfußlaufen und dann zum Wettkampfschuh hoch.

Laufstil heißt Abschied nehmen vom → Schleppschleifschlurfschlappschritt – zugunsten des → vorfußfedernden Fliegens.

Lauftagebuch: Motivationstrainer des Joggers. Dort trägt man alle Werte ein, die einem wichtig sind. Gelaufene Strecke, Zeit, Gewicht, Ruhepuls, Schlafqualität, Zufriedenheit. So kann man den Trainingserfolg kontrollieren.

Lauftechnik: Profis setzen zuerst den Vorfuß auf und federn leicht durch, erst dann berührt die Ferse den Boden. Rollen auch Sie von der Zehenspitze über den Mittelfuß zur Ferse hin ab, knallen Sie nicht mit der Ferse auf, das strapaziert die Gelenke. Laufen Sie sich langsam um. Für Sie ist das Vorfußfedern anfangs sehr ungewöhnlich, versuchen Sie deshalb mit dem Mittelfuß aufzusetzen, mit der ganzen Sohle. Und bauen Sie immer mal wieder einige Laufminuten → Vorfußfedern ein.

Lauftempo: Mit dem Lauftempo können Sie Ihren Hormonhaushalt beeinflussen, von Glück über Kreativität bis hin zum unvergesslichen Rausch. Probieren Sie es aus.
➤ Ganz langsam laufend steigt Ihr → Serotonin-Spiegel an. Das wahre Glückshormon – Johanniskraut pur.
➤ Im zweiten Gang, etwas schneller, öffnet das Kreativitätshormon → ACTH den Zugang zur rechten Gehirnhälfte. Der Geist wird hellwach, Sie lösen alle Probleme.
➤ Und im dritten Gang, also ziemlich beschleunigt, öffnet sich Ihr → Kokainkästchen. Berauschende Endorphine durchströmen den Körper.

Leben ist die Basis für Kreativität, Fröhlichkeit, Kraft und Ausdauer. Leben ist Obst und Gemüse. Es liefert all die Biostoffe, die Ihre 70 Billionen Körperzellen glücklich machen. Was im Kochtopf landet, haucht Leben aus. Wertvolle Enzyme und Vitamine gehen kaputt, Eiweiß verliert an Kraft, Mineralien verschwinden im Ausguss.

TIPP!

Essen Sie täglich 50 Prozent Leben. Obst, Gemüse und auch einmal Fisch in seiner rohen Form: Sushi. Stillen Sie Ihren Durst, bevor er kommt, mit Wasser: Wasser ist Leben. Täglich mindestens 3 Liter.

Lebenserwartung: Darf man der Wissenschaft Glauben schenken, schreiten wir auf die Unsterblichkeit zu. Aber wer will schon 1000 Jahre alt werden und 940 Jahre davon im Rollstuhl im Seniorenstift sitzen. Wir können wirklich zufrieden sein mit dem, was die Evolution für uns vorgesehen hat: 4 Jahre für die Ratte, 180 Jahre für die Riesenschildkröte und 120 Jahre für den Menschen.

Leistung: Sie kennen die Formel aus der Physik: Leistung ist Kraft mal Weg pro Zeiteinheit. Sobald Sie in mehr Kraft investieren, sparen Sie sich Zeit und kürzen den Weg ab. Glauben Sie mir: Mehr Kraft heißt auch ein kürzerer Weg auf der Erfolgsleiter nach oben.

Leistungskurve: Ab 30 geht's bergab? Das muss nicht sein. Es gibt im Leben einen Pfeil nach oben, auch noch mit 50, mit 60 Jahren. Und dieser Weg nach oben führt über → Körpertuning. Bestimmen Sie die → Frohwerte in Ihrem Blut, lernen Sie Ihre körpereigenen Anti-Aging-Hormone kennen. Trainieren Sie Ihre Glücksfabrik Gehirn, und legen Sie sich einen Muskelpanzer gegen das Altern zu.

Leucin lässt Muskeln wachsen. Die Aminosäure ist wesentlich für muskuläre Ausdauer und körperliche Leistungsfähigkeit. Sie stimuliert die Eiweißsynthese, baut also Muskeln auf – und hält den Blutzucker stabil, so dass dem Gehirn der Zucker nicht ausgeht. Ein Mangel schwächt den ganzen Körper. Für ausreichend Leucin: Essen Sie sofort nach dem Training einen Eiweißsnack ohne Fett (Hüttenkäse, Joghurt, Geflügel) oder mixen Sie sich einen Eiweißshake.

Libido: Lust hängt direkt zusammen mit dem Anstieg des → Testosterons im Blut – übrigens bei Männern und Frauen gleichermaßen. Und dieses wichtige Hormon ist der Turbolader des Menschen, am Schreibtisch ebenso wie im Bett.

TIPP!

Und wie kommt man zu mehr Libido? Ganz einfach: Laufen Sie täglich 30 Minuten – und vor einer Verabredung keinen Marathon. Nach 42 Kilometern ist das Testosteron verbrannt. Und unter der Decke läuft dann gar nichts mehr …

L

Lichtdiät: Heißhunger auf Süßes zeigt den Mangel am Glücksbotenstoff Serotonin im Gehirn an. Deswegen macht Schokolade glücklich. Das geht auch ohne Kalorien: Licht erhöht den Serotonin-Spiegel. Deshalb sind Morgenläufer den ganzen Tag fröhlich.

Lipoprotein a: Genetisch bedingtes Arteriosklerose-Risiko. Das Blutfett mit Klebeeiweiß dockt noch besser an den Arterienwänden an als Cholesterin. Haben Sie zu viel davon im Blut (mehr als 35 Milligramm/Deziliter), sollten Sie auf die Aminosäure → Lysin, → Vitamin C und → B_3 achten und die anderen Risikofaktoren senken (zum Beispiel Blutfette, Bluthochdruck, Blutzucker).

Lunge: Ihr Vital-Organ. Die Vitalkapazität – das ist die Menge Luft, die die Lunge fasst – liegt bei einem Untrainierten bei 2 bis 3 Litern. Ein Läufer hat etwa 5 bis 6 Liter. Das heißt also, doppelt so viel Sauerstoff durchflutet jede einzelne der 70 Billionen Körperzellen. Übrigens: Das Lungenvolumen wird vor dem 20. Lebensjahr gemacht.

TIPP!

Trainieren Sie Ihre Lunge. Denn wer sitzt, vergisst. Vergisst, wie wichtig Sauerstoff ist, auch für das Gehirn. Je mehr Sauerstoff Sie tanken, desto mehr Leistung bringen Körper und Geist. Also laufen Sie einfach los.

Lysin, der Jungbrunnen unter den Aminosäuren. Als Bestandteil des Kollagens hält Lysin die Haut straff, die Adern sauber. Ohne Lysin gibt es keine Enzyme, die Krebszellen niederkämpfen. Zudem ist Lysin Teil des → Carnitins, des Stoffes, der Fett in die Zelle einschleust und die Fettverbrennung ermöglicht. Lysin stimuliert die Abwehrkräfte gegen Viren. Und wer unter Antriebslosigkeit, Konzentrationsstörungen und Gedächtnisschwäche leidet, dem hilft Lysin. Sie bekommen reichlich von dieser Aminosäure, wenn Sie genug → Eiweiß essen – ohne → Fett.

M WIE MARATHON UND MEMO-TECHNIK

Magnesium, das Salz der inneren Ruhe. Kaum hebt der Arzt einen niedrigen Magnesiumspiegel an, wacht man aus Erschöpfung auf, legt Nervosität ab, spürt gute Laune und einen unbändigen Tatendrang. Es hilft gegen Impotenz, verhindert Migräne, Tinnitus und Muskelkrämpfe.

TIPP!

Knabbern Sie Nüsse und Samen. Und gehen Sie in die Apotheke – im Essen steckt zu wenig Magnesium drin. Sie brauchen 300 bis 600 Milligramm täglich.

Mangan, der Potenzstoff. Menschen mit einem Blutspiegel von 0,02 Milligramm/Liter sind die Verlierer im Leben. Bei Gewinnern findet man Manganspiegel von 0,20 Milligramm/Liter. Mangan hält die Enzyme auf Trab, die für Energiegewinnung zuständig sind. Mangan macht wach, schlank, fit, entgiftet den Körper, wappnet die Abwehrkräfte, schürt die Potenz. Trinken Sie schwarzen Tee. Essen Sie Weizenkeime, Haselnüsse, Haferflocken. Sie brauchen 2 bis 5 Milligramm Mangan pro Tag.

Marathon: 42,195 Kilometer Herausforderung. Sie laufen schon seit einigen Monaten 30 Minuten täglich und träumen von einem Marathon? Dann melden Sie sich an. Sie müssen keine Rekorde brechen – dabei sein ist alles. Übrigens: Meine Frau hat für ihren ersten Marathon nur 4 Wochen Vorbereitung gebraucht.

Maximalpuls: Das ist der Puls, den Sie haben, wenn Sie 1000 Meter vor einem Tiger davonlaufen. Das Herz schlägt bis zum Hals. Der Puls, mit dem manche Marathonläufer wenige Kilometer nach dem Start dem Herztod in die Arme laufen.

TIPP!

Den Maximalpuls lieber ausrechnen statt ausprobieren:
Maximalpuls = 210 – $\frac{1}{2}$ Alter in Jahren – 11 Prozent des
Körpergewichts in kg + 4 (Männer) oder + 0 (Frauen).

Meditationslauf: Unter der Woche arbeitet das Gehirn im
→ Beta-Zustand. Am Sonntag träumen Sie. Sie laufen länger, anders, meditativer. Sie benutzen das Schlüsselchen zu
Ihrer Seele. Sie nutzen die Technik des → Reflextiefschlafes. Murmeln Sie: »iamon, iamon, iamon …« Immer
wieder. Und plötzlich
fallen Sie in den Alpha-
Zustand. Direkt in Ihr
Unterbewusstsein. Sie
mutieren vom Gehirnbe-
sitzer zum Gehirnbenut-
zer. Sie können den Ur-
strom Ihrer Gedanken,
der im Alltag oft so grau
ist, neu einfärben. Zum
Beispiel glücklicher. Das
hält an bis zum Freitag.

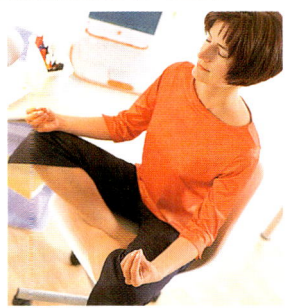

Melatonin: Das Hormon der Nacht lässt gut schlafen,
regeneriert den Körper und hält jung. Amerikaner schlu-
cken es wie Bonbons. Davon rate ich ab, bis der Großver-
such in Übersee statistisch ausgewertet ist. Melatonin hat
nämlich auch Nebenwirkungen: Es erhöht im Mäuseve-
such das Krebsrisiko, macht schläfrig. Machen Sie es lieber
selbst: Aus Tryptophan. Steckt im Eiweißpulver. Abends
vor dem Schlafengehen 2 Esslöffel in Magermilch cremig
verrühren, mit 4 Teelöffeln Honig süßen.

Memo-Techniken: Lernen mit Spaß. Sie verknüpfen linke
und rechte Gehirnhälfte, koppeln Logik mit Gefühl – helfen dem Gehirn auf die Sprünge, verjüngen es. Beispiele
ab Seite 70.

MEMO-TEST

UND WIE VIEL KÖNNEN SIE SICH MERKEN?

Lust auf eine Runde Gehirnjogging? Dann können Sie auch gleich sehen, welche Kondition Ihre grauen Zellen haben. Weitere Übungen finden Sie übrigens im Internet unter: www.gregorstaub.com

Gedankenspiel

Von Gregor Staub, dem Gedächtnistrainer aus Zürich, stammt mein Lieblingsgedankenspiel. Eine griechische Memo-Technik. Sie kombiniert linke und rechte Gehirnhälfte, koppelt Logik und Gefühle, macht kreativ und das Lernen effizienter. Das Lernobjekt: Zehn Namen aller US-Präsidenten von Eisenhower bis Bush. Die Logik-Kette: 1 = Zeh, 2 = Knie, 3 = Oberschenkel, 4 = Gesäß, 5 = Bauchnabel, 6 = Brust, 7 = Schulter, 8 = Hals, 9 = Nase, 10 = Stirn. Nun machen Sie die Augen zu und gehen die Kette im Kopf durch, bis Sie sie können.
Jetzt folgt die Kreativarbeit: Im Schuh ist eine Eisenstange (Eisenhower), auf Ihrem Knie sitzt Kennedy, auf dem Oberschenkel John Lennon mit seinem Sohn (Johnson). Aus der Gesäßtasche spitzt eine Nixe (Nixon). Auf Ihrem Bauchnabel fährt ein Spielzeugauto der Marke Ford (Ford). Auf der Brust sitzt ein Kater (Carter), auf die Schultern regnet es (Reagan), auf Ihrem Hals ist ein Busch (Bush). An

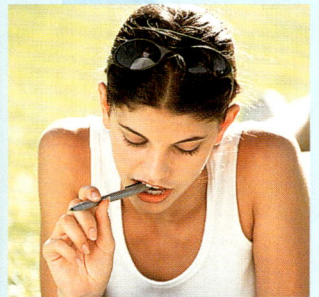

der Nase hängt eine Glocke, macht einen Klingelton (Clinton). Auf der Stirn ist wieder ein Busch (George W. Bush). Augen zu und aufzählen. Haben Sie sich sieben von zehn gemerkt? Gut. Nun suchen Sie sich zehn Namen im Telefonbuch – und los geht's.

Merken

Prägen Sie sich diese Silben 10 Sekunden lang ein:
BIL; KOR; ZAM; VES.
Mit der Hand abdecken. Nun ziehen Sie im Kopf von 51
immer 3 ab, bis Sie bei null angekommen sind. Dann
streichen Sie unten die Silben durch, die Sie sich einge-
prägt haben.
TUK; KOR; TIB; LIB; VES; SEC; MAZ; RIK; BIL; HOR;
ZAM; TID; POR.

M

Wörter bilden

Prägen Sie sich das Wort LUFTBALLON ein. Abdecken.
Nun vor dem geistigen Auge sehen, neue Wörter bilden.
a) mit dem 4., 9. und 10. Buchstaben
b) mit dem 3., 6., 7. und 8. Buchstaben
c) mit dem 10., 2., 7. und 8. Buchstaben.

Verblüffender Denkspaß

Schreiben Sie zehn zusammengesetzte Substantive auf,
etwa: Wasserball, Feuerleiter, Wäscheleine, Halsband …
Lernen Sie diese binnen fünf Minuten in der richtigen Rei-
henfolge auswendig. Die meisten Menschen können sich
nur fünf bis sieben merken – doch Sie schaffen alle. Mit einem Trick: Sie bauen sich eine Geschichte: Als Kind hatte
ich einen roten Wasserball, mit dem spielte ich immer an
der Feuerleiter, an der Mutter die Wäscheleine aufhängt.
Eines Tages hing an der Wäscheleine ein Halsband …

Zahlenmerk-Trick

Wollen Sie sich eine Telefonnummer, eine Geheimzahl
merken? Dann ordnen Sie jeder Zahl ein Symbol zu. Das
Gehirn kann sich nämlich Bilder besser merken. Bauen
Sie aus den Bildern eine Geschichte. Beispiel: Ihre
Geheimzahl ist die 5162. Die Geschichte dazu: Gestern
schüttelte ich einem Banker die Hand (5), er schenkte mir
eine Kerze (1), die trug ich in den Zoo zum Elefanten (6).
Auf dem Nachhauseweg sah ich einen Schwan (2).

Methionin: Ausgangspunkt für jegliches Eiweißaufbau. Die Aminosäure ist selbst Bestandteil des → Carnitins, welches Fett in die Zelle transportiert, wo es dann verbrannt wird. Methionin ist wichtig für die Abwehrfunktion (Phagozytose-Fähigkeit) der Killerzellen im Blut. Als Bauteil von Cholin schützt Methionin die Leber.

TIPP!

Methionin nehmen Sie auf, wenn Sie Eier, Fisch, Geflügel, magere Milchprodukte, Soja oder Linsen essen.

Milchsäure: siehe → Laktat

Mineralwasser: Wertvolles Nass. Täglich 3 Liter trinken. Achten Sie aufs Etikett: Stecken mehr als 100 Milligramm/Liter an → Calcium und → Magnesium drin, tanken Sie auch die beiden wichtigen Sportlermineralien.

Mitochondrien: Die kleinen Kraftwerke in den Zellen, in denen Lebensenergie erzeugt und lästiges Fett verbrannt wird. Regelmäßige Bewegung kann die Leistung der Kraftwerke versechsfachen. Man wird vom 2-Zylinder zum 12-Zylinder, von der Ente zum Jaguar.

Mittelmeerküche – die Forever-young-Küche. Sie schützt vor Krebs und Herzinfarkt, hält schlank und jung. Warum? Die Gründe heißen: Olivenöl, viel Obst, Gemüse und Hülsenfrüchte. Wenig Fleisch, viel Fisch.

Muskel: Ihr Forever-young-Organ. Er strafft den Körper, produziert Lebensenergie und Powerhormone, kräftigt das Immunsystem, produziert Botenstoffe der guten Laune, hält schlank, jung, gesund und das Gehirn auf Trab. Aber nicht, wenn Sie ihn im Sessel verkümmern lassen.

Muskelfasern: Es gibt langsame und schnelle, wie viel man von welchen hat, wird einem in die Wiege gelegt. Wer viele schnelle Muskelfasern hat, taugt zum Sprinter und zum Herkules. Nur die schnellen Muskelfasern wachsen sichtbar durch Krafttraining. Menschen mit vielen langsamen Fasern werden nie Mr. Universum, dafür aber Mr. Marathon. Sie machen weniger Profil – aber unglaublich zäh. Auch im Alltag, auch am Schreibtisch. Die gute Nachricht: Laufend können Sie viele langsame Muskelfasern züchten.

Muskelkater: Winzige Faserrisse werden vom körpereigenen Reparatursystem geflickt. An der Schadstelle sammeln sich Stoffe an, die auf die Nervenbahnen drücken. Und das tut weh. Einziger Trost: Der Muskel wächst. Wer regelmäßig trainiert, bekommt keinen Muskelkater mehr.

TIPP!

Was vertreibt den Muskelkater? Dehnen nach dem Training, eine warme Wanne, massierende Hände, ein Umschlag mit Arnika-Tinktur und aktive Ruhepausen mit Ultraleicht-Lauf, Schwimmen, Radfahren machen ihn weich.

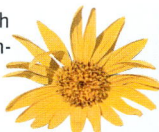

Muskelmasse: Sie kommen mit 640 Muskeln auf die Welt, die behält man in der Regel auch. Mit der Muskelmasse sieht es anders aus. Ein gesunder, fitter männlicher Körper besteht zu 50 Prozent aus Muskelmasse, Frauen haben evolutionsbedingt etwas weniger, etwa 35 Prozent.

Muskelschwund: Use it, or lose it! Wenn Sie Ihren Muskel nicht benutzen, verlieren Sie ihn. Jeder Muskel braucht 300 Reize pro Tag, um sich aufzubauen. Und 200, um fit zu bleiben. Im Sessel schwindet jedes Jahr 1 Pfund Muskelmasse. Das macht im Alter von 30 Jahren 5 Kilo weniger, mit 40 Jahren 10 Kilo, und mit 50 sind es 15 Kilo. Die allerschlechteste Nachricht: Dafür lagert sich Fett ein.

N WIE NÜCHTERNLAUF UND NORADRENALIN

Nahrungsergänzung: Untersuchungen zeigen: Viele Obst- und Gemüsesorten haben einen erheblichen Teil ihrer Vitalstoffe eingebüßt. Um die nötigen 1000 Milligramm Vitamin C aufzunehmen, muss man 2 Kilogramm Erdbeeren essen oder 1 Kilo Zitronen. Früher steckte man Arbeit ins Essen: Muskelkraft, um den Acker zu bestellen oder die Äpfel zu ernten. Egal ob Handwerker oder Bauer: Man verbrauchte 3410 kcal – und die steckten proppenvoll mit Vitalstoffen. Denn was auf dem Teller landete, kam aus dem Stall oder Garten und war frisch. Heute schwingen wir die Maus statt der Sense. Brauchen höchstens 2000 bis 2400 kcal. Und die können gar nicht ausreichend Vitalstoffe liefern – außer sie kommen aus dem eigenen Garten.

TIPP!

Für eine optimale Nahrungsergänzung rate ich: Lassen Sie die Vitalstoffe im Blut bestimmen und füllen Sie leere Depots gezielt auf – mit Hilfe des freundlichen Apothekers.

Noradrenalin: Wir kennen dieses Hormon, das die Gedanken blitzen lässt, uns optimistisch stimmt, auch als Eustress-Hormon. Als positives Stresshormon, das uns für geistige Höchstleistungen aufpuscht. Wenn Sie zum Beispiel unter Termindruck am Schreibtisch arbeiten, und es klappt so gut, Worte und Zahlen fließen aus Ihrer Feder – dann steigt Ihr Noradrenalin im Gehirn an. Sie merken sich auch alles leichter und besser. Stete geistige Anregung erhöht den Noradrenalin-Spiegel – und beim Laufen passiert das auch.

Nordic Walking: Die neue Art zu walken – aus Norwegen. Man imitiert das Langlaufen, läuft mit Nordic-Stöcken.

Das zwingt die Arm- und Oberkörpermuskulatur zur aktiven Mitarbeit. 90 Prozent aller Muskeln arbeiten für Jugend, Fitness und die schlanke Linie. Die effektivste Art, Fett zu verbrennen. Man kann richtig zusehen, wie Butterpäckchen für Butterpäckchen von den Hüften schmilzt.

N

➤ TIPP!

Nordic-Walkingstöcke kosten 150 bis 200 Mark. Stöcke aus einer Carbon-Glasfaser-Mischung zeichnen sich durch ihr geringes Gewicht und lange Lebensdauer aus. Diese Stöcke sind schwingungsarm und belasten das Ellenbogengelenk daher weniger als Aluminiumstöcke. Die ideale Stocklänge: Körpergröße mal 0,7. Achten Sie auf ein ergonomisches Griff-Schlaufen-System. Der Griff muss gut in der Hand liegen. Die Schlaufe sollte für eine gute Kraftübertragung von der Hand und dem Handgelenk auf den Stock sorgen. Inzwischen gibt es auch schon Gurtschlaufen mit Pulscomputer.

Nüchternlauf: Wer morgens ohne Frühstück in den Wald läuft, zwingt den Körper, gleich Fett zu verbrennen. Weil nur wenig vom schnell verfügbaren Zucker im Blut kreist. Es spricht noch mehr dafür, den Tag in leichtem Trab zu beginnen: Die Luft ist schadstoffarm, und auch Ozon ist kein Problem. Die morgendliche Sauerstoffdusche hilft in wenigen Minuten die Probleme vom Vortag zu lösen – und mit hellwachem Verstand den Tag, der vor einem liegt, gleich mit zu planen.

Nüsse sorgen für gute Nerven. Sollten Sie täglich als Vitamin-B-Lieferanten über den Obstsalat reiben.

O WIE OMEGA-3 UND OPEN WINDOW

Olivenöl heißt das Geheimnis der vielen Hundertjährigen im italienischen Dorf Campodimele: Dort kennt man kaum Herzinfarkt, kaum Krebs. Der Grund: Im Dorf der ewigen Jugend kocht man nicht nur mit Olivenöl, sondern man trinkt jeden Morgen ein Gläschen. Das Öl beugt Krebs vor, enthält das Aderschutz-Vitamin → E und einen hohen Anteil an einfach ungesättigten Fettsäuren, die das Herz schützen. Diese essenziellen Fettsäuren, wichtig wie Vitamine, schenken im Schnitt 20 bis 30 Lebensjahre.

Omega-3-Fettsäuren sorgen in Ihrem Körper für viele gute → Eikos – die Superhormone für Gesundheit und Leistungskraft. Und: Omega-3-Fettsäuren putzen die Blutgefäße durch, dopen die Intelligenz, pflegen die Haut, schützen das Herz. Essen Sie täglich oder alle zwei Tage Seefisch (Lachs, Hering, Makrele, Thunfisch). Alternative: Fischöl-Kapseln in der Apotheke besorgen.

Open-Window-Phänomen: Wer sich im Training überfordert, der schwächt sein Immunsystem, fängt sich leicht einen Infekt ein. Der Grund: Nach zu hartem Training oder einem Marathon ist das Immunsystem mit dem Reparieren der lädierten Muskeln beschäftigt. Viren und Bakterien haben durch Mund und Rachenraum Tür und Tor offen. 70 Prozent der Läufer erkranken nach einem 90-Kilometer-Marathon. Wissenschaftler nennen das Phänomen Open Window, offenes Fenster.

TIPP!

Langsam, locker, lächelnd laufen – so riskieren Sie kein Open Window, sondern stärken Ihr Immunsystem. Wappnen Sie es auch mit ausreichend → Antioxidanzien, wie Vitamin C und E, Beta-Carotin, Selen, Aminosäuren.

P WIE PULSUHR UND Q WIE Q 10

Phenylalanin macht glücklich – und satt. Diese → Aminosäure dient als Ausgangssubstanz für so lebenswichtige Glückshormone wie → Noradrenalin, ACTH, Dopamin und Endorphine. Wesentlich für die Stimmung des Menschen. Phenylalanin hilft gegen Depressionen und schenkt Selbstvertrauen. Es wird übrigens auch in der Schmerztherapie eingesetzt, zum Beispiel bei Arthritis, Rheuma und Muskelschmerzen. Im Darm ist Phenylalanin beteiligt am Aufbau von Cholezystokinin. Das Hormon, das dem Gehirn signalisiert: satt! Phenylalanin ist also ein natürlicher Appetitzügler. Und ein Grund, warum Sie alle 4 Stunden einen Happen Eiweiß essen sollten.

Phosphor erhöht die Ausdauer – geistig und körperlich. Jede Körperzelle braucht Phosphor, um Energie zu gewinnen. Als Bestandteil von Lezithin hält Phosphor das Gehirn wach und die Nerven rege. Der Phosphor-Spiegel im Blut sollte zwischen 125 und 155 Milligramm/Liter liegen (→ Frohwerte). Ein tiefer Phosphor-Spiegel bedeutet Müdigkeit, Schwäche, fehlende Konzentration.

Puls: Das Wichtigste beim Laufen. Von ihm hängt ab, ob Sie Energie tanken, Fett verbrennen, sich gesund laufen, glücklich sind. Der Puls ist nicht regelmäßig, darf es nicht sein, denn ein gesundes Herz tanzt. Siehe → Grenzpuls, → Ruhepuls, → Maximalpuls, → Trainingspuls

Puls messen: Ertasten Sie den Schlag des Lebens am Hals, am Zeigefinger oder am Handgelenk. Und zwar mit dem Zeige- oder dem Mittelfinger. Sie spüren die Druckwelle, die sich im Blutgefäß ausbreitet, nachdem sich Ihr Herz zusammengezogen hat. 15 Sekunden zählen. Dann mit 4 multiplizieren.

Pulsuhr: Der Personal Trainer, der auf Schritt und Tritt Ihre Herzfrequenz beobachtet. Der Brustgurt und die Uhr am Handgelenk überwachen die Belastung, dosieren die Leistung, schützen Ihr Herz. Die Pulsuhr bremst piepsend, wenn das Herz zu schnell klopft, sie treibt an, wenn der Lebensmotor etwas Gas gebrauchen kann. Gibt's ab etwa 50 Euro im Sportfachhandel.

Q 10: Dieses Coenzym verhält sich wie ein Vitamin und rackert vor allem dort, wo Leben entsteht: in den kleinen Zellkraftwerken (Mitochondrien), die Nährstoffe in Energie umsetzen. Vor allem im Herz ist es aktiv. Ab 45 produzieren wir weniger davon. Viel Q 10 steckt in Fleisch, fettem Fisch (Makrele, Lachs, Hering, Thunfisch) und Nüssen. Q 10-Kapseln (100 mg) gibt es auch in der Apotheke – und man kann es im Blut messen und dann korrigieren.

R WIE REFLEXTIEFSCHLAF UND RUN RICH

Reflextiefschlaf ist der Schlüssel zum Tor, das Sie in Ihr Unterbewusstsein führt. Ihr Körper ist maximal entspannt, Ihr Geist hellwach. Übrigens: 20 Minuten Reflextiefschlaf ersetzen im Notfall 2 Stunden Schlaf. Anfangs brauchen Sie etwa 12 Minuten, bis Sie den Alpha-Zustand erreichen. Nach 6 Wochen Übung verkürzt sich die Eintrittszeit auf wenige Sekunden. Und Sie können immer, wenn Sie neue Energie brauchen, flugs die Batterie wieder auffüllen.

TIPP!

SO FALLEN SIE IN DEN REFLEXTIEFSCHLAF

Setzen Sie sich an einem ruhigen Ort entspannt hin. Schließen Sie die Augen. Fühlen Sie sich in Ihren Atemrhythmus ein: Spüren Sie, wie Ihr Atem durch den ganzen Körper streicht. Werden Sie langsam ruhig und gelassen.

Damit Ihr Geist sich entspannt, müssen Sie ihn aus dem Grübeln holen. Das funktioniert mit einem Kunstwort. Murmeln Sie in Gedanken »iamon, iamon, iamon«. Spüren Sie, wie das Wort sich in Ihrem Körper ausbreitet, Ihre Ohren es hören, Ihre Augen es sehen, jede Faser des Körpers es spürt. Sicher, am Anfang werden Sie sich dabei komisch vorkommen, Gedanken purzeln dazwischen. Denken Sie einfach weiter »iamon«. Und irgendwann erreichen Sie Ihr Ziel. Ihr Gehirn ist im Alpha-Zustand mit seinen verlangsamten Gehirnströmen. Und Sie merken das, weil Sie Ihren Körper nicht mehr spüren.

Üben Sie das jeden Tag. Warum nicht abends vor dem Einschlafen? Und nutzen Sie diese Technik immer, wenn Sie sich 100-prozentig entspannen und 1000-prozentig regenerieren wollen.

Ruhepuls: Um Ihren Ruhepuls zu ermitteln, müssen Sie vor dem Aufstehen im Bett oder wenn Sie gerade vollkommen entspannt sind messen: Dafür mit dem Zeige- oder dem Mittelfinger an Hals oder Handgelenk fühlen. Pulsschläge 15 Sekunden lang zählen. Dann mit 4 multiplizieren. Bei den meisten Menschen beträgt der Ruhepuls 70 bis 80 Schläge. Jan Ullrichs Herz schlägt in Ruhe nur 31-mal pro Minute. Ein niedriger Ruhepuls verlängert das Leben. Je länger man läuft, desto niedriger wird der Ruhepuls.

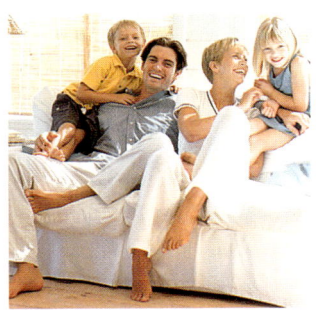

Run Rich: Läufer sind reich, wahrhaft reich. Reichtum ist kein Zufall, keine Zahl auf dem Konto, Reichtum ist ein Gefühl der Sicherheit, ein Gefühl der Unabhängigkeit. Läufer haben die besseren Geschäftsideen, sind Menschen, mit denen man gern Geschäfte macht – und sie baden im wahren Reichtum: Im Gefühl der Zuneigung. Denn Läufer beschäftigen sich nicht nur mit sich selbst, sondern schaufeln den Geist frei – für Liebe. Sie tanken Glück und projizieren es auf Partner und Kinder. Glauben Sie mir, ich weiß, wovon ich spreche, Ihr stRUNz, ulRICH.

Runner's High: Ein seliger Rauschzustand, in dem man den Körper nicht spürt, sondern ihn lebt. Die Beine verlieren ihr Blei, stoßen sich federnd ab, die Arme schwingen locker, und irgendwann öffnet sich das → Kokainkästchen: Endorphine durchströmen den Körper, eine selig machende Droge, die so stark ist, dass sie Schmerzen vergessen lässt.

S WIE SCHILDDRÜSEN-HORMONE UND SET-POINT

Schilddrüsenhormone steuern die innere Dynamik, das Wollen. Ohne sie ist man träge, schlapp und faul. Mit ihnen ist man aufgeweckt, wach, agil. Bildet die Schilddrüse zu wenig von ihrem Supertreibstoff, so läuft die ganze Maschinerie Mensch auf Sparflamme. Die Hormone bestehen aus dem Eiweißbaustein Tyrosin und Jod. Und Selen kurbelt die Produktion dieser Hormone an.

TIPP!

Wer sich häufig matt und müde fühlt, lässt vom Arzt seine Schilddrüsenhormone im Blut bestimmen. Gute Werte: FT_3: 2,0 bis 4,2 Pikogramm/Milliliter, FT_4: 0,8 bis 1,75 Nanogramm/Deziliter, TSH: 0,5 bis 2 Mikro-Units/Liter.

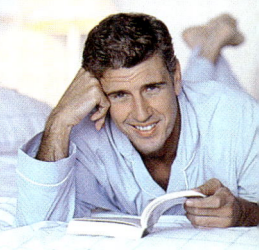

Schlafstörungen: Stress ist der schlimmste Schlafräuber. Wer sich nachts nicht entspannen kann, ist tagsüber noch anfälliger für die Reibungen des Alltags. Einfache Abhilfe: Laufen Sie los. Studien zeigen: Wer läuft, leidet viel seltener unter Schlafstörungen. Nicht gleich aufgeben – denn der Erfolg stellt sich erst nach ein paar Wochen ein.

Schlankhormone: siehe → Glucagon , → Testosteron und → Wachstumshormon (STH)

Schleppschleifschlurfschlappschritt: → Laufstil des Normalmenschen. Fällt einem zu, kommt automatisch, wenn der Anfänger durch den Wald hatscht und denkt: Hoffentlich ist es bald vorbei. Er spannt die Muskeln nicht an, der Schritt ist kräfteschonend, er verbrennt kein Fett.

TIPP!

SCHUHE: DIE RICHTIGE GRÖSSE IST WICHTIG

Drückt der Schuh, hört der Spaß beim Laufen viel zu
schnell auf. Kaufen Sie Ihre Laufschuhe um eine halbe
bis eine Schuhnummer größer. Vor dem längsten Zeh
muss 1,5 Zentimeter, etwa ein Daumen breit, Platz sein.
Und gehen Sie nachmittags ins Fachgeschäft, dann
sind Ihre Füße leicht angeschwollen, wie beim Laufen.

Seitenstechen signalisiert Sauerstoffmangel im Zwerchfell. Mögliche Ursachen: falsche Atmung, zu schnelles
Laufen, Essen vor dem Laufen. Was tun? Erst einmal das
Tempo drosseln. Im Notfall anhalten, tief einatmen, mit
der Faust fest auf die stechende Stelle drücken. Lange ausatmen, wieder Luft holen, dreimal lange ausatmen. Oder:
Zwerchfell dehnen. Tut's rechts weh, rechten Arm heben,
über den Kopf weit nach links strecken. Am einfachsten:
Weiterlaufen. Doppelt so viel Schritte ausatmen. Denn
nur beim Ausatmen bekommt das Zwerchfell den ersehn-
ten Sauerstoff.

Selen – das Leichtigkeitsgeheimnis der Spitzensportler.
Die mit einem Lächeln ins Ziel laufen, haben einen Selen-
spiegel von 200 – sie strotzen vor innerer Dynamik. Und
Sie haben wahrscheinlich 70 Mikrogramm/Liter im Blut.
Aber erst mit 150 bis 170 Mikrogramm/Liter schützen Sie
Ihre Körperzellen vor dem Angriff → freier Radikale, las-
sen Krebs keine Chance und locken die Psychohormone,
die Sie fröhlich und unbeschwert machen.

Serotonin-Gang: Wenn Sie bewusst ganz, ganz langsam
laufen, mit 60 bis 70 Prozent Ihres Maximalpulses, steigt
Ihr Serotonin-Spiegel an. Das körpereigene Antidepressivum, das Sie glücklich macht und Distanz zu Ihren Problemen nehmen lässt. Laufen Sie also langsam, wenn Sie
traurig sind.

S

Set-Point: Lange hieß es: Abnehmen geht nicht. Der Körper strebt unermüdlich sein altes Gewicht (den Set-Point) an, plagt mit Heißhunger, spart intern Kalorien und holt sich die verlorenen Kilos wieder. Heute weiß man: Wenn man Sport treibt und das neue Gewicht 3 bis 6 Monate lang hält, dann akzeptiert der Körper schließlich den neuen Set-Point.

Siegerhormon-Cocktail: Die beflügelnde Mischung besteht aus den drei Hormonen → Noradrenalin, → ACTH und → Endorphin. Sie machen angriffslustig, euphorisch, optimistisch und pumpen den Körper mit Selbstbewusstsein voll – und sie sind das Geheimnis der Siegermentalität. Diesen Siegercocktail bilden Adler, Hai und Tiger, wenn sie fressen. Und der Mensch? Braucht dafür zwei Dinge: einen hohen → Vitamin-C-Spiegel und einen ebensolchen → Magnesiumspiegel im Blut, damit Eiweiß – etwa in einer Portion magerem Fisch – das Hormonfeuerwerk auslösen kann. Und plötzlich wachsen einem Flügel, Raubtierzähne und Haifischflossen.

Silizium: Fast-Food-Esser erkennt man an Haarausfall, Zahnfleischschwund, Cellulite, schlaffer Haut. Sie leiden unter Silizium-Mangel. Silizium vernetzt schwaches, schlappes Bindegewebe zu junger, fester Haut. Weil es das Gleiche in den Adern tut, schützt es vor Verkalkung und damit vor Schlaganfall und Herzinfarkt.

TIPP!

Silizium steckt in Hafer, Gerste, Petersilie, Schnittbohnen und Roggen. Oder Sie holen sich → Kieselerde aus der Apotheke.

Somatische Intelligenz: Ein Kind weiß instinktiv, wann es genug hat. Beim ersten und zweiten Löffel Spinat lächelt es, den dritten hat die Mama im Gesicht. Das ist somatische, körperliche Intelligenz. Man weckt sie durch Laufen.

STRESS-TEST

WIE VIEL STRESS HABEN SIE?

Eustress beflügelt, Disstress macht alt und krank. Und was macht der Stress mit Ihnen? Testen Sie selbst.

	ja	nein
1. Sie haben nie Zeit für sportliche Aktivitäten?	❏	❏
2. Trösten Sie sich oft mit Süßigkeiten?	❏	❏
3. Arbeiten Sie mehr als acht Stunden und leiden darunter?	❏	❏
4. Rauchen Sie mehr als fünf Zigaretten pro Tag?	❏	❏
5. Arbeiten oder wohnen Sie unter starker Lärmbelästigung?	❏	❏
6. Trinken Sie jeden Tag mehr als ein Glas Alkohol?	❏	❏
7. Sitzen Sie mehr als 10 000 Kilometer pro Jahr im Auto?	❏	❏
8. Haben Sie eine Scheidung/Trennung hinter sich?	❏	❏
9. Hatten Sie kürzlich einen Unfall oder eine ernste Krankheit, eine Operation?	❏	❏
10. Schlafen Sie schlecht?	❏	❏
11. Suchen Sie oft nach verlegten Dingen?	❏	❏
12. Haben Sie häufiger das Gefühl, dass Ihnen alles über den Kopf wächst?	❏	❏
13. Haben Sie Geldsorgen?	❏	❏
14. Sitzen Sie häufiger vor dem Fernseher, als mit Freunden etwas zu unternehmen?	❏	❏
15. Sind Sie verärgert über Nachbarn und/oder Kollegen?	❏	❏
16. Fühlen Sie sich häufig von Ihren Kollegen und/oder Freunden enttäuscht?	❏	❏
17. Sind Sie häufig eifersüchtig?	❏	❏
18. Verspüren Sie oft Neid?	❏	❏
19. Streiten Sie häufig mit anderen?	❏	❏

20. Erheben Sie ab und zu die Stimme – im Büro oder zu Hause? ☐ ☐
21. Sind Sie mit Ihrem Liebesleben unzufrieden? ☐ ☐

TEST-AUSWERTUNG

Zählen Sie, wie viele Fragen Sie mit Ja beantwortet haben. Geben Sie sich für jedes Ja einen Punkt.

Punktzahl ☐

0 bis 3 Punkte: Sie leben beneidenswert stressfrei.

4 bis 7 Punkte: Etwas Ärger muss noch nicht an der Gesundheit kratzen. Trotzdem: Achten Sie auf sich. Ein Schnupfenvirus hat nun leichteres Spiel. Gönnen Sie sich Ruhe und eine Extraportion → Vitamin C. Stellen Sie das Rauchen ein, schalten Sie um auf gesunde Ernährung. Essen Sie 50 Prozent → Leben.

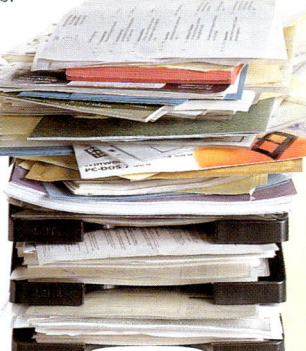

8 bis 15 Punkte: Sie lassen sich schon etwas zu viel stressen. Versuchen Sie gegen jeden Ihrer Stressoren etwas zu tun. Sie sind nun besonders anfällig für Krankheiten und Unfälle. Noch ist es nicht zu spät. Versuchen Sie es doch mit dem → Formel-1-Reflex.

Mehr als 16 Punkte: Ihr Stressmaß ist voll. Sie riskieren Ihre Gesundheit. Sprechen Sie unbedingt mit Ihrem Arzt – er kann Ihnen auch helfen, die Stressoren in den Griff zu bekommen.

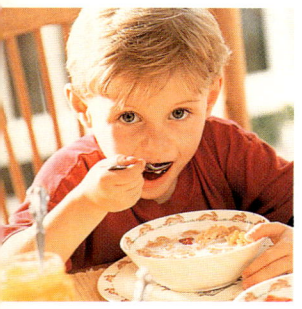

Wer läuft, braucht sich um gesunde Ernährung keine Gedanken mehr zu machen, der Körper sagt, was er braucht. Man isst mehr Kohlenhydrate und Eiweiß, weniger Fett. Mehr Obst und Gemüse, weniger Fleisch.

STH: siehe → Wachstums-hormon

Strunz-Syndrom: Federndes Vorfußlaufen, natürliches Laufen, elastisches, gedämpftes, bandscheibenschonendes Laufen – und nicht aufknallen mit der Ferse – müssen wir erst wieder lernen. Dafür braucht man eine stählerne Muskulatur, vor allem in den Waden, und die geht nach dreißig Jahren Inaktivität natürlich verloren. Deshalb empfehle ich in den täglichen Lauf immer mal wieder Vorfußlauf-Minuten einzulegen. Und langsam die Muskulatur aufzubauen. Nur: Manche wollen gleich »richtig« loslaufen, und so kann es zu Schmerzen an der Schienbeinkante kommen. Das ging in die Annalen der Orthopäden ein als »Strunz-Syndrom«. Nur: Mit der Fersenaufknalltechnik landet jeder beim Orthopäden. Mit der elastischen Technik nur die 20 Prozent, die nicht warten können, bis ihr Wadenmuskel stark genug ist. Da trauern die Orthopäden natürlich ein bisschen …

TIPP!

Strunzeln: »Waren Sie heute schon strunzeln?« fragen österreichische Moderatoren ihre Interviewpartner morgens im Radio. In Österreich läuft man nicht, man strunzelt eben. Inzwischen über 1 Million. Man hetzt und hechelt nicht, sondern läuft langsam, locker, lächelnd – ultralight. Mit dem Puls der Sieger – dem → Grenzpuls.

T WIE TESTOSTERON UND TRAUBEN

Taurin ist eine semiessenzielle Aminosäure. Gut für Dicke und Genießer. Denn Taurin verbessert die Fettverbrennung um den Faktor 4. Und Taurin entgiftet die Leber bei toxischer Überlastung (zum Beispiel Alkohol). Zudem blockt dieser Eiweißbaustein unangenehme Koffein-Nebenwirkung, das heißt, er beruhigt den Puls. Gute Quellen: Krabben, Muscheln, Fleisch und Leber.

Testosteron: Das Superhormon, das dafür sorgt, dass man jung alt wird voller Kraft und Lebensfreude. Geht dem Körper das Testosteron aus, verschwindet die Jugend. Im Kopf, im Körper und in der Körpermitte. Übrigens: Die Frau hat zwar verglichen mit dem Mann nur ein Zehntel der Menge Testosteron im Blut – aber es wirkt genauso.

TIPP!

Wer kurbelt die Testosteron-Produktion an? Der Muskel. Beim Laufen und beim Krafttraining. Testosteron, das Fett verbrennt, Jugend zurückbringt, Muskelmasse, Stärke, Selbstbewusstsein – und Libido.

Threonin ist wesentlich für die Weiterstellung der Blutgefäße und damit für die Durchblutung des Körpers, des Herzens, des Gehirns. Ein Mangel an dieser Aminosäure zeigt sich in Müdigkeit, führt bis hin zu Herzbeschwerden. Lassen Sie beim Arzt mal Ihren Threonin-Spiegel messen. Gut ist, wenn er zwischen 150 und 200 Milligramm/Liter liegt.

Tomatensaft: Das tägliche Must für Denker. Er stockt die nötige Gemüseration auf. Beugt mit seinem Lykopin Krebs vor. Und ist der ideale Anti-Stress-Drink: Sein Kalium senkt hohen Blutdruck.

Trainingspuls: Der Puls, der durch die Atemtechnik »drei Schritte einatmen, drei Schritte ausatmen« beim Anfänger und »zwei ein, drei aus« beim Fortgeschrittenen nach 5 Minuten auf der Pulsuhr zu sehen ist. Ich nenne ihn »Gerade-noch-Wohlfühlpuls«: den Puls, den man 30 Minuten mit gerade noch Wohlbefinden durchhält – für optimale Fettverbrennung.

Transfettsäuren: Gift, das beim Härten von Pflanzenfetten entsteht und die schlechten → Eikos lockt. Steckt oft in Fertigprodukten.

Trauben – Tipp vom Kreter. Genießen Sie täglich Trauben, ihren Saft oder Wein. Sie liefern Resveratol, der Zellschützer wirkt 300-mal stärker als Vitamin E.

Triathlon: 3,8 Kilometer schwimmen, 180 Kilometer Rad fahren, 42,195 Kilometer laufen – so schnell man kann.

Trinken – die effektivste Altersbremse. Denn Altern ist nichts anderes als ein allmähliches Austrocknen des Körpers. Wer morgens schon 1,5 Liter trinkt, tunt die Konzentration. Etwa 3 Liter täglich sind ein Muss. Beste Quellen: Wasser, Mineralwasser, Gemüsesäfte, Tees.

Tryptophan entspannt und fördert den Schlaf. Denn aus Tryptophan bildet der Körper Serotonin, das Hormon der inneren Ruhe, der Ausgeglichenheit, des Glückes. Wer im Stress ist, unter Angstzuständen oder Schlaflosigkeit leidet, oder wer mit dem Rauchen aufhören will, sollte auf eine Extraportion Tryptophan achten. Bei Mangel drohen Depressionen bis hin zu Psychosen. Und: Tryptophan ist die Schlüsselsubstanz für die Herstellung von → Melatonin, dem hormonellen Jungbrunnen. Gute Quellen: Thunfisch, Geflügel, Milchprodukte, Datteln, Bananen.

U WIE ULTRALEICHT-LAUF UND V WIE VITAMINE

Ultraleicht-Lauf: Langsam, locker, lächelnd, ohne Atemnot. Mehr tänzeln als laufen, und innen mehr schweben als grübeln. Der Muskel verbrennt Fett. So laufen nur wenige. Die meisten Menschen laufen genauso, wie sie arbeiten: angestrengt, verbissen, leistungsorientiert, erfolgssüchtig.

Valin peppt Nerven und Abwehrkräfte auf. Die Aminosäure sorgt für ein funktionierendes Nervensystem und ist beteiligt am Aufbau von Hämoglobin, dem roten Blutfarbstoff – dem Boot, das vitalisierenden Sauerstoff zu allen Zellen trägt. Wichtig zum Aufbau eines aktiven Immunsystems. Achten Sie auf einen hohen → Eiweißspiegel.

Viagra können Sie selbst machen. Und die Formel heißt: Sauerstoff + Arginin = Stickoxid (NO). NO stellt die Blutgefäße weit – Voraussetzung für wohlige, erhebende Gefühle. Laufen bringt Sauerstoff in den Körper. Und wenn Sie Lebensmittel mit hohem Arginin-Gehalt essen, können Sie auf chemische Mittel verzichten. Übrigens: Auch diese geheimnisvolle Aminosäure kann man – wie die anderen – messen: im Blut.

TIPP!

Arginin steckt in Weizenvollkorn, Haferflocken, Hüttenkäse, Magerjoghurt, Steak, Lachsschinken, Hühnerbrust, Garnelen, Nüssen.

Visualisation: Sie wollen schlank werden, Erfolg haben, Glück spüren? Dann sagen Sie es Ihrem Unterbewusstsein. Es wird dafür sorgen, dass Sie Ihre Ziele erreichen, Ihre Wünsche in Erfüllung gehen. Sie können Botschaften in sich versenken, Träume wahr werden lassen. Mit der Technik des → Reflextiefschlafes, wenn Sie gelernt haben, Ihr Gehirn in den Alpha-Zustand zu versetzen, können Sie Ihrem Unterbewusstsein Bilder schicken.

Visualisieren Sie Ihre Wünsche: Denken Sie sich ein Bild dazu aus, malen Sie es im Geist und füllen Sie es an mit positiven Gefühlen. Sehen Sie sich als einen selbstbewussten Menschen – oder schlank. Einen Vertrag unterzeichnend oder im Porsche fahrend. Fühlen Sie, wie glücklich Sie in diesem Augenblick sind. Dieses Gefühl schicken Sie Ihrem Unterbewusstsein. Und es wird mit seiner ganzen Kraft daran arbeiten, dass Ihre Träume, Ihre Wünsche wahr werden. Denn im Leben geschieht nur selten das,

VITALSTOFFBEDARF AUF EINEN BLICK
TAGESEMPFEHLUNG NACH DR. STRUNZ

VITAMINE	MINERALIEN
Vitamin A: 2000–5000 i.E.	Natrium: 2–3 g
Beta-Carotin: 25–50 mg	Calcium: 1000–1500 mg
Vitamin D (Calciferol): 3–15 µg	Kalium: 1–4 g
Vitamin E: 400 mg	Magnesium: 300–600 mg
Vitamin K: 30–120 µg	Phosphor: ca. 1 g
Vitamin C: 1–3 g	Chlorid: 2–3 g
B_1 (Thiamin): 10–40 mg	Eisen: 25–50 mg
B_2 (Riboflavin): 10–40 mg	Fluor: 1–4 mg
B_3 (Niacin): 50–200 mg	Zink: 25–50 mg
B_5 (Pantothensäure): 10–30 mg	Kupfer: 2–4 mg
B_6 (Pyridoxin): 10–40 mg	Jod: 150–200 µg
Folsäure: 400–1000 µg	Mangan: 2–5 mg
B_{12} (Cobalamin): 5–15 µg	Chrom: 150–250 µg
Biotin: 100–500 µg	Selen: 100–200 µg

was Sie wollen. Sondern vielmehr das, woran Sie wirklich unerschütterlich glauben.

Vital-Check-up: siehe Seite 92.

Vital Fatburning: Abnehmen durch vitale Fettverbrennung. Täglich 2-mal 30 Minuten unter dem → Grenzpuls laufen. 4-mal täglich einen Eiweißshake. Obst und Gemüse, soviel man will. So verbrennt täglich bis zu ein Pfund Fett. Das sind zwei Päckchen Butter!

Vitalstoffe: Das sind die Diamanten in der Nahrung, die Ihre 70 Billionen Körperzellen zufrieden schnurren lassen. Den täglichen Bedarf decken nur der Gemüsemann und der Apotheker. Und wie viel brauchen Sie von was? Am besten guckt der Arzt im Blut nach, was fehlt – und das füllt man dann ganz gezielt auf (siehe Übersicht auf der linken Seite).

Vitamine: siehe unter → B, → C, → E, → Folsäure

Vorfußfederlaufen: Das natürliche Laufen, so wie es Tiere, wie es Kinder tun. Das Federn auf dem Vorfuß, den Zehenballen, genau so, wie Sie barfuß laufen, rennen … Das kann man langsam wieder lernen. Ab und zu eine Minute Vorfußfedern in den Lauf einbauen, dann nutzt man Waden- und Oberschenkelmuskel. Sie werden kräftiger, elastischer. Man kommt weg von dem Gefühl der Erdenschwere, hin zum Lebensgefühl eines kenianischen Wunderläufers – und, wenn Sie wollen, Ihres Setters.

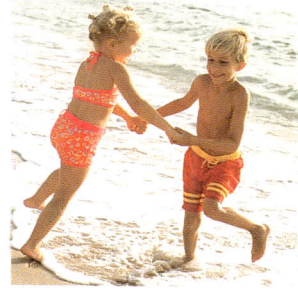

VITAL-CHECK-UP

Sie wollen wissen, wie es um Ihre Fitness steht? Dann lassen Sie Ihre → Frohwerte im Blut bestimmen. Und machen Sie die folgenden drei Tests, beim Sportmediziner.

Laktat-Test
Sie laufen auf dem Laufband oder strampeln auf dem Fahrrad. Dabei werden Sie zunehmend belastet. Je mehr Sie sich anstrengen, desto schneller schlägt Ihr Herz, desto höher ist Ihr Puls. Alle drei Minuten raubt Ihnen der Arzt ein Tröpfchen Blut aus Ohrläppchen oder Fingerkuppe und misst den Laktatspiegel. Er notiert sich beides – Laktatspiegel und Puls. Danach kann er ablesen, bei welchem Pulswert Ihr → Laktat auf 4 Millimol/Liter angestiegen ist. Ihr → Grenzpuls. Genau diesen Wert sollten Sie laufend nicht überschreiten. Da sich Ihr Grenzpuls im Laufe des Trainings verändert, sollte man den Test alle halbe Jahr wiederholen. Kosten: etwa 75 Euro. Siehe auch »Grenzpuls – so spüren Sie ihn auf« ab Seite 44

Spiroergometrie
Sie tragen auf dem Fahrradergometer eine Atemmaske, und aus eingeatmetem Sauerstoff und ausgeatmetem Kohlenstoff kann Ihr Arzt errechnen, wie viel Kalorien, wie viel Fett Sie verbrannt haben – und Ihren optimalen Fettverbrennungspuls bestimmen. Zudem sieht Ihr Arzt die maximale Sauerstoffaufnahme, Ihre Ausdauer und wie ökonomisch Ihr Herz-Kreislauf-System arbeitet.

Muskelfunktionsdiagnostik
Einzelne Muskeln werden auf ihre Kraft und Dehnfähigkeit getestet – und dabei muskuläre Dysbalancen aufgespürt, also zu schwache und verkürzte Muskeln. Dies ist die Grundlage für einen individuellen Trainingsplan mit Kräftigungs- und Dehnübungen. Macht auch jedes gute Fitness-Studio.

W WIE WALNUSS UND WETTKAMPF

Wachstumshormon (STH): Jeder hat's im Körper, nur mit dem Alter immer weniger. Mit 65 hat man nichts mehr. Und darum verdienen Anti-Aging-Mediziner mit diesem Hormon viel Geld. Wenn man es nimmt, wachsen Muskeln, Fett schmilzt, die Haut wird straffer, das Immunsystem stärker. Falten verschwinden, Organe wachsen, die Knochendichte nimmt zu – auch Libido und Konzentration. Nur: Wenn man die Spritzen (oder neu: Inhalationsgerät) absetzt, schwinden die Muskeln, das Fett kommt wieder, die Falten auch ... Stellen Sie Ihr Wachstumshormon besser selbst her: mit Muskeltraining, siehe → Heavy Duty.

Walken – die Alternative zum Joggen für Sporteinsteiger, die zu wenig Kondition haben, Übergewichtige, Senioren, Menschen mit Gelenkproblemen. Um ins Schwitzen zu kommen, braucht man walkend nur wenig länger als beim Joggen. Der Kreislauf kommt ganz sanft auf Touren. Nach etwa 25 Minuten wird der Kopf klar, die Laune steigt, die Füße verlieren ihre Alltagsschwere. Kann sein, dass Sie irgendwann ganz von selbst in leichten Trab fallen. Siehe auch → Nordic Walking

Walnuss, ein Herzschützer. 4 Stück am Tag senken das Infarktrisiko mit essenziellen Fettsäuren und Vitamin E.

Wettkampf: Ein schönes Ziel, um im Laufschuh zu bleiben. Viele kleine Erfolge stärken das Selbstbewusstsein.

Wünsche werden wahr. Durch die → Visualisation.

Z wie Zucker und Zeit

Zeit schenkt einem natürlich das Time-Management-Buch – aber auch der tägliche Lauf. Laufend verliert man keine Zeit, sondern gewinnt sie. Man jagt nicht mehr hinter Ideen her, sie kommen ganz von selbst. → Laufen schenkt dem Gehirn 100 Prozent mehr Sauerstoff und kurbelt die Bildung des Kreativitätshormons → ACTH an. Davon profitiert man auch nach dem Lauf, am Schreibtisch, in der Freizeit, den ganzen Tag …

Zink ist entscheidend für den Aufbau von Körpereiweiß. Es stärkt messbar Ihr Immunsystem. Zink schützt vor Ekzemen und Neurodermitis und ist unabdingbar für die Neubildung von Haar und Fingernägeln. Zink baut außerdem Hormone auf, die für Power und Potenz zuständig sind. Und das heißt unter anderem auch: ohne Zink kein → Testosteron.

TIPP!

Gute Zink-Quellen sind Meeresfrüchte, Samen, Hartkäse und Vollkornprodukte.

Zitrusfrüchte liefern ein ganzes Päckchen an altersbremsenden → Antioxidanzien: → Vitamin C, Carotinoide, Terpene, → Flavonoide und → Glutathion.

Zucker als Gewürz ist eine wunderbare Erfindung für Gaumen und Seele. Zu hoch dosiert macht er dick, krank – und alt. Er lockt → Insulin. Und sobald das im Blut die Regie übernimmt, können die → Forever-young-Hormone nicht für die Jugend ackern.

ZUM NACHSCHLAGEN

BÜCHER, DIE WEITERHELFEN

Bös, K., *Fitness testen und trainieren;* Copress Verlag

Bromm, Dr. S., *GU Kompass Low Fat;* Gräfe und Unzer Verlag

Cooper, Dr. K. H., *Gesundheitsfaktor Ernährung;* BLV Verlagsgesellschaft

Elmadfa, Prof. Dr. I./Fritzsche, D., *Die große GU Vitamin- und Mineral-stoff-Tabelle;* Gräfe und Unzer Verlag

Fischer, J., *Mein langer Lauf zu mir selbst;* Kiepenheuer & Witsch Verlag

Fixx, J. F., *Das komplette Buch vom Laufen;* Fischer Verlag

Grillparzer, M./Kittler, M., *Fatburner – Das Ernährungsprogramm;* Gräfe und Unzer Verlag

Grillparzer, M., *Fatburner – So einfach schmilzt das Fett weg/Die magische Kohlsuppe;* Gräfe und Unzer Verlag

Huber, Prof. Dr. J., *Länger leben, später altern;* Verlag Wilhelm Maudrich

Klever, U., *Klevers Kompass Kalorien & Fette;* Gräfe und Unzer Verlag

Rüdiger, M., *Power-Walking;* Gräfe und Unzer Verlag

Seiwert, L. J., *Wenn du es eilig hast, geh langsam;* Campus Verlag

Strunz, Dr. med. U., *Forever young: Das Erfolgsprogramm/Das Ernäh-rungsprogramm/Fitneß-Drinks plus Eiweiß/Das Leicht-Lauf-Programm/Meine 15 besten Fitness-Tipps/Das Muskelbuch/Topfit mit Vitaminen;* alle Titel: Gräfe und Unzer Verlag

Unger-Göbel, U., *GU Kompass Vitamine;* Gräfe und Unzer Verlag

Wade, J., *Fatburner – Das Fitnessprogramm;* Gräfe und Unzer Verlag

Wade, J./Starringer, Dr. med. G., *Basic Fitness;* Gräfe und Unzer Verlag

ADRESSEN, DIE WEITERHELFEN

Deutscher Leichtathletik-Verband, Postfach 10 04 63,
D-64204 Darmstadt

ÖSTERREICH

Österreichischer Leichtathletik-Verband, Volkslaufreferent,
Prinz-Eugen-Straße 12, A-1040 Wien

SCHWEIZ

Schweizerischer Leichtathletik-Verband, Postfach 22 33, CH-3001 Bern

TIPP!

Suchen Sie weitere Informationen zu ...

... Eiweißpräparaten, Nahrungsergänzungsmitteln oder Seminaren und Workshops mit dem Autor Dr. Strunz? Dann sehen Sie bitte im **Internet** nach unter: **www.strunz.com**

... Blutanalysen, Laktattests, Leistungsparametern? Dann senden Sie ein **Fax** mit Ihrer Adresse an die Nummer **0 91 71 / 6 07 57**.

Impressum

Redaktion: Reinhard Brendli
Lektorat: Ina Raki

Fotos: Adidas: S. 64; Corbis Stock Market: S. 75 (Michael Keller), 81 (Cameron), 89 (Michael Keller); Andreas Hosch: S. 8, 12, 13, 15, 22, 23, 33, 36, 41, 54–60; IFA-Bilderteam: vordere Umschlagseite, S. 1; Image Bank: S. 62, 72 (Simon Wilkerson), 86 (L. D. Gordon); Manfred Jahreiß: S. 10, 27, 78; Jump: S. 45 (Martina Sandkühler), 48 (Kristiane Vey), 71 (Annette Falck), 93 (Martina Sandkühler); Mauritius: S. 5, 24 (Fichtl), 50, 65 (Reinhard), 69 (Fichtl), 70 (B. Lehner), 80, 85 (Ridder), 94 (Ley); Tom Roch: S. 88; Reiner Schmitz: S. 17, 21, 26, 30, 35, 38, 39, 42, 47; Stock Food: S. 7 (Walter Pfisterer); Dr. Ulrich Strunz: hintere Umschlagseite; Superbild: S. 91

Gestaltung: independent Medien-Design
Herstellung: Helmut Giersberg
Satz: Filmsatz Schröter GmbH
Lithos: Repro Schmidt, Dornbirn
Druck und Bindung: Ludwig Auer GmbH

ISBN 3-7742-3758-1

Auflage	5.	4.	3.	2.	1.
Jahr	2006	05	04	03	02

DANK

Ein besonderer Dank des Autors geht an Marion Grillparzer für ihre Mitarbeit an diesem Manuskript.